別府真琴
Makoto Beppu

なぜ自閉症になるのか

乳幼児期における言語獲得障害

花伝社

なぜ自閉症になるのか——乳幼児期における言語獲得障害◆目次

まえがき　7

第一章　こころとはなにか　16

生まれたばかりの乳幼児に何が／16　こころが理解できない／20　サリーとアンの実験／20　原意識と高次の意識／22　こころのソフトは言語機能／25　脳と人格／28　言語機能はいろいろある脳機能のうちのひとつではない／30　こころを定義しよう――時間とはなにか／38　原意識と高次の意識――現在の瞬間を認識する意識状態と言語機能／40　時間とはなにか／42　マトゥラーナの理論生物学から理解する／43　音楽や映像・絵画はこころのソフトになりえるのか／45　高次の意識と音楽／47

第二章　ことばとはなにか　52

ヒトと動物の差異／52　ことばと考える能力／53　言語機能は無限の拡がりをもつ／56　言語の起源／59　二足直立歩行がヒトの言語獲得に及ぼした影響／61　ことばとはなにか／65　ウィトゲンシュタインの沈黙／69

第三章　ことばはどのように獲得されるのか　73

聴音・構音技能の獲得――これは生得的なものと考えてよい／75　相互模倣ゲーム／79　話ことばは、親子の共感・共鳴の世界、親子の同期によって生まれる／82　リズムと自己組織化／85　話ことばの獲得――親子の同期に基づく模倣とア・プリオリな範疇的・論理的汎化機能／87　汎化機能／88　文脈と範疇的汎化／93　教育と汎化機能の関係／95　情動的コミュニケーションと象徴的コミュニケーション／96　口承世界と識字世界／97　合意的コミュニケーション相互作用であることばの意味／102

◉コラム　非線形科学からみた親子の同期によることば獲得のメカニズム　104

第四章　ことばと前頭前野・言語領野・小脳　108

前頭前野がことばを生み出す／108　具体的概念から象徴的概念すなわち言語システムへの変換における脳の働き／109　前頭前野の特徴／113　言語機能に及ぼす小脳の役割／117

◉コラム　橋本俊顕の総説「自閉症の脳科学」の検証――脳病理と画像（MRI、SPECT、PET）所見を考察する　120

第五章　理論生物学の誕生　124
——生きることは知ること、知ることはプロセスとして生きること
マトゥラーナの理論生物学／124　マトゥラーナの考えていたこと／128　オートポイエーシス——生きているとはどういうことか／131　オートポイエーシス・システムとしての人／ヒト／133　オートポイエーシス・システムとエントロピー増大の法則／134　マトゥラーナの認知理論（表Ⅲ）／136

第六章　クララとエリーの物語　139
エリーの家族／139　指さしをしない／142　親子関係／149　自閉症児の親／150　母子に共感の欠如があり、「ことば以前のことば」獲得にいたらなかった／152　ことばを理解できない、こころがない／158　言語機能とオートポイエーシス／163　エリーが真似をしないなら、こちらが真似をしよう／167　自閉症の警戒心／172　成長したエリー／176　共感の欠如／178　想起と言語機能／183　共同と成長／187

第七章　シャーロット・ムーアとジョージ&サムの物語　191
予期しなかった難産／191　不安からくる不眠、そして親子で同期することの難しさ（Ⅰ）／193

不安と知覚異常、そして親子の非同期／195　本を読み聞かせるときはじめて同期する／197　母親と共感・共鳴の関係を築けない――同期しない、できない／200　母親の不在が原因で、クラッシュ／202　不安からくる不眠（Ⅱ）／203　サムの自閉症／205

第八章　自閉症の諸相――エリー、テッド、ロビン　208

エリーはどうなったか／208　「見えない病」のテッド／210　「無限振子」のロビン／216　無量真見の自閉症後天的発症理論／219

第九章　自閉症スペクトル――キャンバーウェル研究の功績　221

キャンバーウェル研究――「障害の三つ組」とは言語獲得障害を意味する／221　自閉症スペクトル／225

第一〇章　情動と知覚　228

不安感と知覚／228　母親が旅行で不在あるいは引越しは、大きい不安を乳幼児に与える／233

母子の情動的結びつきの欠如からくる不安――関係欲求のジレンマ／241

第一一章　ウタ・フリスの「空白の自己」理論　245
意識していることを意識している――自己意識／245　ウタ・フリスの「空白の自己」理論は言語獲得障害を意味する／248
第一二章　こころは科学できるのか　255
デカルト哲学そして科学の誕生／256　近代医学の誕生／260　自閉症は精神医学が扱うべきものか／261
あとがき　263
注　268
文献　271

まえがき

川崎医科大学の小児科教授であった片岡直樹は、一九八〇年代から、「生まれた直後からテレビ・ビデオづけにしていた子どもたちからコミュニケーション能力が欠如していく」という現象に気がついていた。

しかし、学会などでその危険性を訴えても、どの大学の教授も「自閉症は脳の器質的病変によるもので、多少テレビの影響はあるかもしれないがそれは本質的なものではない」と相手にしなかった。

二〇〇〇年の春、彼は日本小児科学会の子供の生活改善委員会に自分で立候補しその委員になった。委員になれば無条件で論文が発表できるからである。

「新しいタイプの言葉遅れの子供たち――長時間のテレビ・ビデオ視聴の影響」という学術論文が日本の医学会で発表されたのは、二〇〇二年のことであり、片岡教授が行動を開始してからすでに一〇年以上がたっていた(1)。

同じ二〇〇二年一〇月の日本小児科学会雑誌に、橋本俊顕が「自閉症の脳科学」という総説を発表している(2)。脳病理、脳画像からみた自閉症の器質的異常について述べた論文である。なにか学会が片岡教授の発表を認めないと言わんばかりの対応である。

しかし、この論文も、自閉症の成因として脳の器質的異常を肯定的に述べたものでは決してない。脳の解剖学的異常が指摘されている部位が報告者によりまったく一定せず、また、これらの異常部位がどのように関連して症状を発現するのか、そして遺伝子・神経化学所見・心理学的所見との関係はどうか、各脳部位の成熟速度との関係はどうかなどの問題点は一切解明されておらず、しかも、これらの脳異常部位が二次的な変化の可能性もあるとしているのである。

このように、自閉症の成因として、脳の器質的異常が解明されていないにもかかわらず、自閉症を扱う日本小児神経学会は、自閉症の成因を生得的な脳の器質的異常と断定しているのである。学会は、この矛盾する事実を突かれて、母親の心理状態を考慮したと言い訳する始末である。

著者は、脳の器質的異常は自閉症の二次的反応による脳変化ではないかと考えており、少なくとも日本小児神経学会が、明らかな根拠も提示できないにもかかわらず、自閉症を生得的な脳の器質的異常と決めつけていることに対して、疑義を呈したいと思う(3)。

こころのソフトはことばである

こころやことばという概念は、科学の俎上で論議されることはほとんどない。文学や哲学ではなく、科学の俎上で、こころとことばを扱えないだろうか。

理論生物学の創始者であるマトゥラーナは、こころのソフトはことばであるという概念を提起した。そして、ことばとは、指示機能ではなく、合意的コミュニケーション相互作用であるということを生物学的に明らかにしようとした。

また、非線形科学あるいは複雑系科学の視点から、リズムと同期の概念が知られるようになり、話ことば獲得に際して、親子の同期現象によることば獲得過程がマトゥラーナの合意的コミュニケーション相互作用と同じ概念のもとに考えることが可能となった。また、野村庄吾の親子の「共感・共鳴の世界」、「やりもらいの関係」なることば以前のことばとこれらの概念との整合性もあり、ヒトの言語獲得のメカニズムが非常に理解しやすくなった。

しかし、他者とこころが通じ合ったと感じる、こころが通じ合ったことに喜びを感じる、そのような他者とこころが通じ合ったと感じることは、そんなに度々あるものではない。

マトゥラーナのいう合意的コミュニケーション相互作用とはどういう意味だろうか。

心の理論

一九八五年、イギリスの心理学者バロン・コーエンは、脳には他者のこころを理解する機能モジュールがあって、自閉症という病気はそのモジュールの欠損ではないかという「心の理論」仮説を発表した(一)。自閉症とは、他者とのコミュニケーションがうまくとれず、社会的孤立、言語異常・遅滞などを認める障害である。

バロン・コーエン学派が「心の理論」仮説を提起して以来、自閉症の中核的問題が、煎じ詰めれば、情動的障害にあるのかまた認知的欠損によるのかという二つの見解に分かれ、真っ向からぶつかっているのである。これはひとえに、こころとかことばの概念がはっきり認識されていない状態で論争が行われているからである。

ことばとは、そもそもは象徴的コミュニケーションである。しかし、ことばを獲得していない乳幼児のころから象徴的コミュニケーションが可能なわけではもちろんない。象徴的コミュニケーションが成立するには、まずは情動的コミュニケーションが必要なのだが、このようなことばの概念、またことばがどうやって獲得されてくるのかといった問題については、私たちは十分理解しているわけではない。ことばには、認知的な要素も、情動的な要素もあるのだが、私たちはこのことについてよく認識していない。というわけで、「心の理論」仮説提起以降、繰り広げられている論争は当然といえば当然である。

この基本的なこころとことばの本質を理解することが、自閉症の成因について知る喫緊の課題であると考える。

理論生物学の創始者であるマトゥラーナの「認知の生物学」、「オートポイエーシス」が提示する、ことばとは合意的コミュニケーション相互作用であるという概念を理解する試みをまず行い、それと併せて、このことと密接に関連している自閉症の謎の解明に取り組みたいと思う。（H・R・マトゥラーナ、F・J・ヴァレラ、『オートポイエーシス――生命システムとは何か』、第二部「認知の生物学」、河本英夫訳、国文社、一九九一年）

また、この試みを行うことで、ウタ・フリス（新訂『自閉症の謎を解き明かす』富田真紀ほか訳、東京書籍、二〇〇九年）が提起している自閉症の自己意識の障害である「空白の自己」概念は言語獲得障害であることが自然と明らかになってくると思われる。

そして、キャンバーウェル研究の「障害の三つ組」も、言語獲得障害であることを理解してもらえると考える。[三]

そして、言語獲得のメカニズムは、非線形科学のリズムと同期の概念を理解することによりわかりやすくなることを示したいと思う。（蔵本由紀、『新しい自然学——非線形科学の可能性』、岩波書店、二〇〇三年）

話が抽象的に流れないようにするため、一九七六年に河出書房新社から出版されたクララ・パーク著『自閉症児エリーの記録』（松岡淑子訳）、そして、二〇〇八年にアスペクトから刊行されたシャーロット・ムーア著『自閉症ボーイズ　ジョージ&サム』（相原真理子訳）を具体的題材として取り上げ、この試みを行いたいと思う。

クララ・パークとエリー

米国の典型的な中流家庭の主婦で、物理学者の妻であるクララ・パークは、三人の子どもの子育てをつつがなく順調に終えることができた。子どもたちは、それぞれになんの問題もなく、健康で、優秀であった。パーク夫人は、子育てを卒業し、もともと教えることが好きだったので、教職を得ることをめざしていた。ちょうどそのようなとき、四人目の子どもを授かるという思いもしていなかったことになるのである。

パーク夫人は、エリーが自閉症となった原因がもしや自分の子育てにあったのではないかと危惧していたこともあり、後世の医者が、エリーが自閉症になった原因を推定できることも考慮し、自らの子育てを含め、すべてをあからさまに記した物語を著すのである。

この著作は、自分自身の問題点、過ちも明らかにしてもらいたいという思いもあり、事実に則《のっと》って客観的に子細に記されている。

そして、クララは、次のように述べているのである。

証拠物件となりそうなものはことごとく、私の非となりそうなものは特に、挙げなければならない。いつの日にか、誰かが、関連のあるものをついにさぐりだしてくれることを願って――。

麻疹のこと、腹痛のこと、頭を打った事故、私が女としての役割を喜んで受け入れようとはしないインテリの母親で、もう子供を欲してはいなかった事実とともに。

この著作は、世界中で翻訳され、多くの人々に読まれるようになるのである。

シャーロット・ムーアは、作家であり、三児のうち二児が自閉症という環境で、夫と別れシングルマザーとして子育てに励み、大変な毎日の日常を明るく楽天的に受け止め、その子育ての模様を綴った著作を発表するのである。

私は、マトゥラーナの研究者であり、こころ、ことば、時間の概念について記した『こころ、ことば、時間』という著作を執筆していた。その執筆を通して、自閉症の成因は、生得的な言語認知障害ではなく、後天的な言語獲得障害であることが明らかになってきた。そして、自閉症の謎に迫りその解明を試みる一助とするには、パーク夫人、ムーア夫人の著作が格好の内容ではないかと考えるようになった。

そこで、パーク夫人とエリー、ムーア夫人とジョージ&サムの物語を読み解く論考も含めて自閉症の謎解きを試みたい。

自閉症の謎

自閉症とはどんな病気だろうか。生まれたときから、棒切れを抱いたような子だったとか、泣かない子だったとか、そのような親の嘆きにどれだけの信憑性があるのだろうか。

そして、なぜかほとんどが乳幼児にその原因を帰する傾向にあるのはなぜだろうか。

乳児は、この世に生を受けた後、大人とどのようにコミュニケートすればよいのだろうか。また、コミュニケートの仕方のすべてを乳児に負わせるべきだろうか。母親と乳幼児との関係に問題はないのだろうか。

母親と乳幼児との関係に問題があることは想定されず、乳幼児の側のみに問題があるとするのはなぜだろうか。少なくとも乳幼児のみならず、養育者にも責を求めるのは当然と思われるがそのようには考えられていない。

子どもの側に自閉症を生み出す原因が想定され、確たる証拠を見出せないにもかかわらず、生得的な脳の機能異常としてしまう無頓着な論理が横行するのはどうしてだろうか。

そもそも、わが国ではラターの言語認知障害仮説(三)がある程度浸透している状況であるが、どのような発達過程を経てことばが獲得されてくるのかさえ明らかになっているわけではない。ことばは脳の成熟過程で自ずから獲得されてくるかのように推定され、言語認知障害の要因は生得的な脳の成熟過程の問題としてとらえられてしまうのはなぜだろうか。

言語認知障害ではなく、なぜ言語獲得障害という概念が生まれないのだろうか。

自閉症はなぜ起こるのか、その謎はカナーの報告以来明らかにされていない。

ことばは学習によって獲得されるのか、それとも生得的にもって生まれたものなのかさえ定かにされているわけではない。

読み書きのことばは、学習でよいと思われるが、話ことばはどうだろうか。

学習でよいと考えているものもいるが、一応はチョムスキーの生得説が信じられている。

わが国においては、野村庄吾の「共感・共鳴の関係」、「やりもらいの関係」によって生じてくる模倣説が、優れた観察に基づく言語獲得理論である。(野村庄吾著『乳幼児の世界——こころの発達』、岩波新書、一九八〇年)

乳幼児、子どもがことばをどうやって獲得していくのかという一番本質的なことさえ、世界的にコンセンサスは得られていないのである。コミュニケーションには、象徴的コミュニケーションのみならず、情動的コミュニケーションが存在することさえ、知られているわけではない。

小林隆児は、自閉症児と養育者のあいだのコミュニケーション問題を、関係障害臨床としてとらえ、両者の関係欲求をめぐる葛藤の存在を抜きに考えることはできないとしている。また、自閉症は、乳幼児と養育者の関係障害がその後拡大再生産されていく病態だと考えている(四)。しかし、小林も生後早期の両者のコミュニケーション、すなわち生後早期の両者の関係障害についてはまったく触れようとはしない。

養育者と乳幼児の生後早期のコミュニケーションについては問題ないのだろうか。

高木隆郎は、二歳児の言語発達障害を数多く観察するようになって、ことばの発達障害が〈自閉症状〉に先行していることにかなりの確信をもつにいたったと述べている(五)。そして、二歳代にことばの萌芽がでて、それが量的に増加していくかどうかが自閉症になるかならないかの分かれ目であるように思うとも述べている。

もし高木のこの観察が正しいとするならば、ことば獲得のこの時期、あるいはそれ以前に、なにごとかが起こっている可能性が考えられる。

そこで筆者は、言語獲得のメカニズムと、言語獲得の課程において生じる問題点を自閉症との関係において焦点を当てたい。

第一章　こころとはなにか

生まれたばかりの乳幼児に何が

　水蜜のような肌をした小さな女の子が、金髪をなびかせながら床のある一点をぐるぐるとまわり続けている。彼女はこの奇妙な遊びに、すっかり夢中になっている。微笑をもらしたり、時には声をあげて笑ったりはするが、顔をあげようともしないし、独りでおもしろがっているだけで、私たちの注意をひこうともしない。人を無視して、決してみようとはしないのだ。

　彼女には、ただこの一つの場所しか眼中にない。一歳半になって、物に触ったり、物を口に入れたり、指さしたり、探しまわったりする時期になっているはずなのに、こうしたことはなに一つしない。歩きもしないし、階段を這い上ることもしない。物をとろうとにじり寄っていくこともしない。彼女はなに一つほしがらない。ただ無心に一ヵ所をまわっている。

あるいは、長い鎖を手にして坐って、その鎖を蛇のようにくねらせて、鎖がもつれあったり、ほどけたりするのを、二十分でも三十分でもじっとみている。やがてだれかが入ってきて、どこかほかへ連れていったり、食事を与えたり、別の玩具か本をあてがったりするまで。
（『自閉症児エリーの記録』五頁）

生まれたばかりの子ヒツジを、数時間のあいだ母親からひきはなし、そのあとまた母親のもとに返してやっても、子ヒツジは見たところノーマルに発育する。その子ヒツジは大きくなり、歩き、母親を追い、別に変ったところはない。

子ヒツジという動物は、走ったり、頭をぶつけあって遊ぶのが好きだ。母親から数時間のあいだひきはなした子ヒツジは、それをしない。ひとりぼっちでいる。

この子ヒツジの神経システムは、母親から一時的に隔離されたせいで、ほかの子ヒツジとは違ってしまったのだ。

じつは、子ヒツジが生まれて最初の数時間のあいだ、母親はその体じゅうをなめまわし続ける。生まれたての子ヒツジを母親からひきはなすことによって、母子の相互作用に干渉したのだ。このような相互作用が、単になめるという行為からは想像もできない触覚的・視覚的刺激にかんして、そして化学的接触にかんして、必然的にともなっているすべてのものに干渉したのだ。（H・マトゥラーナ、F・バレーラ、『知恵の樹』一四六頁より、朝日出版社、一九八七年）

動物の母子においてさえ、生後直ぐに必要な相互作用の欠如があれば、子どもに重大な問題が生じる。いわんや、人の子においては、複雑な社会生活の出発を前にして、これに類して生後早期に親子の相互作用の欠如があれば、深刻な事態を引きおこす。

一歳一〇ヶ月になった。まだ歩きもしないし、話すこともない。話しかけても、何の反応も示さない。医者が心配するので、入院させて三日間にわたって検査を受けた。しかし、フェニールケトン尿症もみつからなかったし、ほかにも身体に異状はなかった。病院のベッドの中に引きこもっているこの子を、医者はよく観察した。

看護婦が食べさせようとしても、この子は受けつけない。微笑みかけても、あらぬ方を見ている。医者が話しかけても、きこえないようだ。医者が口笛を吹く。すると、彼女はふり向いたのだ。その動作は素早くキッとしていて、表情も利発そうである。この子はまだ普通の発育段階をたどっているようだ、と医者は言った。最低線のところではあるが……。もう六ヶ月ようすをみることにしよう。

「それにしても、この子は独りぼっちで、放っておかれた子供のようだ」とつけ加えた。

エリーが独りぼっちですって？　家には兄と二人の姉がいて、近所の子供たちが賑やかに出入りしているのに？

この子はたしかに一人でいた。でも、この子は自分から孤独を求めてはそれを大事に守っているのだ。ほかの子供たちが遊んでいるそばにつれていくと、ぐずっていらだった。庭を這いまわったり、一人でベビーベッドにいさえすれば、上機嫌だった。昼食後、ベビーベッドで昼寝をさせる。すると、夕方五時になってもまだそこで満足しているのだった。眠ったり、跳び上がったり、笑ったり、体をゆすり続けたりして――。（前掲六―七頁）

ある情動的にパターン化された個人的な結びつきの経験が、人という概念にとっての土台となる。もし乳児が母親とこうした個人的な情動的結びつきの経験をもたなければ、人とはどんな「もの」か理解することはできない。（六）

乳児は、はたしてどのように母親とコミュニケートするのか。

乳児は以前考えられていたよりはるかに模倣の能力があることが最近になってわかってきた。一九八三年、メルチョフとムーアは、生後の平均年齢三二時間の新生児四〇人――最年少は生後四二分――で、口の開閉、舌、唇の突出しなどの顔面運動を模倣することができるという事実を発見した。そして、乳児が親を模倣するのと同時に、親も乳児を模倣することを明らかにした。この母子で模倣するという相互模倣ゲームは、乳児と親の双方が共通の行為――母親の身体運動が乳児の身体運動と適合したとき、行為が母親と乳児で同等であるということ――を認識できるため、初期コミュニケーションにおいて、非常に有意義な方法である。（七）

相互模倣ゲームは、大人と子どもとのあいだの同一性を確認するものであり、親子に共感を生み出す源泉となる。生後早期の親子の相互作用にとって、必要不可欠なのだ。

相互模倣ゲームは共感を生み出し、後にこの共感はことばの模倣を生み出し、ことば獲得の源泉となる。

こころが理解できない

クララとエリーのあいだに、一体なにがおこっていたのだろうか。

自閉症児は、他人のこころがわからない、あるいは他人がなにを考えているのか理解できないといわれる。

一九八五年、イギリスの心理学者・バロン・コーエンは、脳には他者のこころを理解する機能モジュールというものがあって、自閉症はその欠損によるのだという「心の理論」なる仮説を提唱した（一）。これに対して、世界中の臨床医、脳科学者、心理学者、言語学者など様々な分野のそうそうたる学者が、過剰ともいえる反応——もちろん賛否両論であるが——を示したのである。

しかし、他者のこころを理解するというとき、こころとはなにをいうのか。また理解するとは脳の働きでいえばどういうことなのか。

しかし、「こころ」や「理解する」といったことだけでなく、これらの概念を説明する「ことば」自体について、私たちは、確かな知識をもっていないことに気づくのである。

「こころ」「ことば」「理解する」これらの概念は脳の働きでいえばどのように表現できるのか。

サリーとアンの実験

まずは、「心の理論」を多くの学者に広めることとなった、サリーとアンの実験を見てみよう（図1）。

サリーは自分のカゴにビー玉を入れて部屋を出る。その後、アンはビー玉をカゴから取り出し

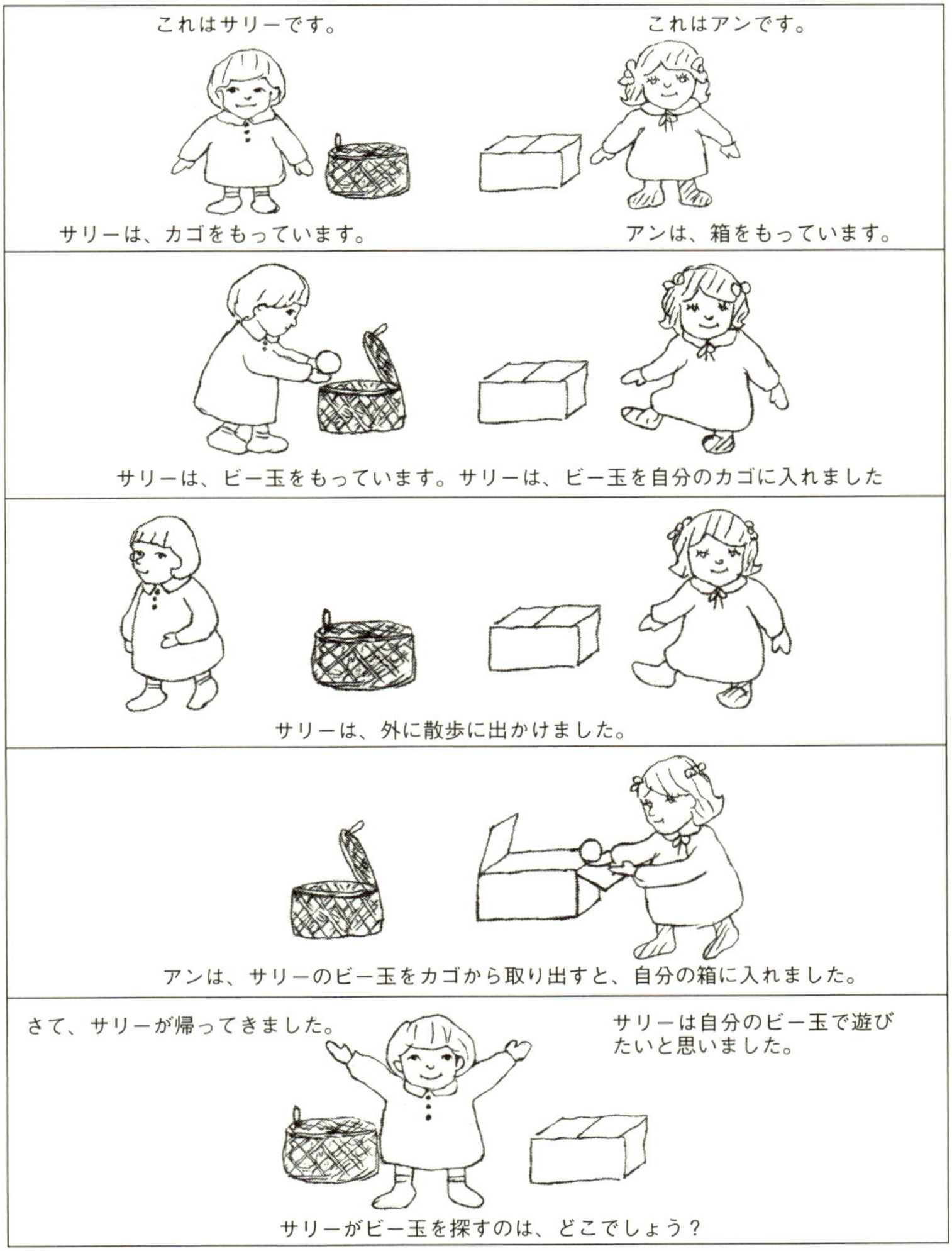
これはサリーです。
これはアンです。
サリーは、カゴをもっています。
アンは、箱をもっています。
サリーは、ビー玉をもっています。サリーは、ビー玉を自分のカゴに入れました
サリーは、外に散歩に出かけました。
アンは、サリーのビー玉をカゴから取り出すと、自分の箱に入れました。
さて、サリーが帰ってきました。
サリーは自分のビー玉で遊びたいと思いました。
サリーがビー玉を探すのは、どこでしょう？

©橋本千恵子

図1　サリーとアンの実験

自分の箱に移す。部屋に帰ってきたサリーは、自分のビー玉で遊びたいと思い、ビー玉を探す。カゴか箱どちらを探すかというストーリである。

この実験は、自閉症児がサリーのこころのなかを理解できない象徴として提示されたものである。健常児はカゴと答えるが、自閉症児は箱と答える。

言語機能が構築されている健常児は、時間の流れにそって状況を理解することが可能で、時間認識の異常はない。したがって、容易にサリーがカゴのなかを探すことがわかる。しかし、自閉症の子どもにこれがわからないのは、サリーがなにを考えているのかがわからないというよりは、言語機能が正しいかたちで構築されておらず、時間認識の異常があるため、ものごとの因果的連鎖がわからない。最後にアンが箱に入れたのを見ており、箱にビー玉がある事実が重いものとなっている[1]。

自閉症児は時間感覚の異常をもち、ものごとの因果的連鎖がわからず状況・情況の正しい判断ができないのであって、他人のこころがわからないのとはちょっと違うのである。

しかしながら、他人のこころを理解する脳の機能モジュールを想定し、自閉症はそのモジュールの欠損だとした仮説に、これほどの関心が寄せられたのはなぜだろうか。

この謎を解くために、こころとはなにか、ことばとはなにかについて科学的に考えてみよう。

原意識と高次の意識

二〇世紀における華々しい科学の進歩は、社会を豊かにしたという。しかし、本当に社会は豊かになっているのだろうか。地球温暖化などの環境変化に加え、凶悪少年犯罪、引きこもり、発達障害、学校・社会での不適応などの子どもたち、ひいては成人の不幸なできごとの激増は、先進諸国において同時多発的におこっており、テレビ、ビデオ、ゲーム、ネット、メールなどのITツールが子どもたちの脳を蝕《むしば》んでいる可能性が濃厚になってきた（岡田尊司、『脳内汚染』、文藝春秋、二〇〇五年）。ITツールに幼少時から長時間曝《さら》され続けると、一〇代後半になっても、こころの発達がある部分において六歳から八歳の段階にとどまるという。

二一世紀はこころの時代だといわれる。それは物質文明、情報文明から、こころの時代に変わろうという意味であろうか。

しかし、そもそもこころとはなんであろう。こころとか意識とかの概念を、医者そして脳科学者でさえも、はっきりとは理解していない。こころの時代になり、こころを科学することが可能になるのだろうか。こころのソフトウエアはなにかと訊かれて、即答できる脳科学者はおそらくいないだろう。それほど、こころということばは不用意に何気なく使われている。

また、意識ということばもそうだ。意識がある状態とはどういう状態か、医者でもなかなかうまく説明できない。ことほどさように、こころとか意識とかいう概念は、曖昧模糊《あいまいもこ》として明瞭にうまく説明できないようだ。

ジェラルド・M・エーデルマンが、意識を原意識と高次の意識に分けることを提唱したが、これは非常に理にかなっていると考える。（『脳は空より広いか』、草思社、二〇〇六年）

エーデルマンは、現在の瞬間における環境世界を認識できる意識状態を原意識とし、また推移する時間において自分自身を含めて環境世界を認識している意識状態を高次の意識とみなし、二つの意識状態を区別した。

原意識は、ヒトと動物でそれほど変わるものではない。しかし、高次の意識は、ヒトのみがもち得た推移する時間を認識できる意識状態であり、言語機能に由来する。（マトゥラーナ、『認知の生物学』より）

私たちの関心は、もちろん高次の意識であり、言語機能ということになる。世界的に著名なノーベル賞受賞者である分子生物学者、利根川進は、現在、脳科学の領域で研究を進めているが、こころには、認知、知覚、記憶（学習、記憶定着、記憶保持、想起）、感情、意識、注目、思考、想像、創造、抽象、言語、人格形成など、いろいろな機能があると考えている。（『私の脳科学講義』、岩波書店、二〇〇一年）

すなわち利根川は、言語機能はいろいろある脳機能のうちの一つに過ぎないと考えているようだ。また、華麗ともいえる脳の「渦理論」という意識理論を提唱している世界的な神経内科医、中田力《つとむ》も、言語機能を単なる脳機能のうちの一つとみなしている。（『脳の方程式、いち・たす・いち』、紀伊国屋書店、二〇〇一年）

このように考えることは、こころとはなにか、意識とはなにかに迫ろうとするとき、大いなる障壁となって立ちはだかる。現在、ヒトの脳科学が立ち遅れている大きな要因となっている。

原意識には、知覚、記憶の一部、情動、意識の一部などが含まれるが、認知、記憶や意識の一部、注目、思考、想像、創造、抽象、人格形成などの概念は、それぞれ独立した別個の機能ではなく、すべて言語機能に含まれ、高次の意識を形成する。

すなわち、高次の意識は言語機能であるといえる。このことを、これから述べていきたい。

こころのソフトは言語機能

動物好きの人は、自分の飼っているペットとこころが通じあうように思っている。かわいいペットの方が人よりもこころが通じあうというものもいる。そして、動物にも当然こころがあるという。この人たちが使うこころということばは、それほど奇異なものでもなく、習慣だからしかたがないともいえる。

こころということばを、誰もいままで真剣に考えてこなかったことは否《いな》めない。こころ、意識、ことばなど、お互いに関係のある概念が、いままであまりにも無造作に使い続けられてきたようだ。ということは、こころがどのようにして生まれてくるかということを、私たちはまったく理解していないことになる。

動物とのふれあいは、そのときの情動によるものである。

先週の日曜日、ペットの犬と野原を散歩したときの楽しかったことを振り返って、ペットと喜び合うことはできない。そして、明日の日曜日は、ペットの犬と小川で水遊びをしようかとこれからの楽しみを、ペットと分かち合うことはできない。

すなわち、過去のこと、未来のことを、動物たちとコミュニケーションできないのだ。この動物とのふれあいと、人と人とのコミュニケーションにおける違いが、こころ、ことば、意識を考えるヒントになるのではないだろうか。

なぜこんなことをもち出さなければならないのだろうか。

それは最近の、引きこもり、発達障害、学校・社会での不適応、不可解な凶悪犯罪の激増など子どもたちのこころの問題を考えていくうえで、こころ、意識、ことばの概念に深く立ち入っていかなければならないからだ。

脳をどんどん調べていったら、そのうち、意識とか、こころの正体がわかるようになるのか。養老孟司が、二〇世紀における二人の脳科学者である巨人が言ったことを紹介している。(『脳・心・言葉』、栗本慎一郎ほか、光文社、一九九五年)

ひとりは、神経生理学者のジョン・C・エックルス。彼は神経細胞の生理学的研究でノーベル賞をもらっている。そして、もうひとりは、カナダの脳外科医のワイルダー・ペンフィールド。エックルスはこう言っている。

> 各自の魂は神の新しい創造によるもので、受胎と生誕の間のどこかの時点で胎児に植えつけられる。(同一〇八頁)

これはキリスト教のある宗派の教えである。にわかには信じられないと思うが、これが脳を科学的に徹底して研究してきたノーベル賞も受賞した科学者のことばである。

それでは、ペンフィールドはどうか。彼は脳外科手術で大変有名になり、人間の脳の大脳皮質がなにをしているかについて、科学的な事実を大量に集めた外科医である。というのは、彼は癲癇の患者の脳外科手術をしばしば行ったが、全身麻酔ではなく局所麻酔で行った。つまり、患者にははっきりした意識がある。そこで、脳を露出して、脳のさまざまな部分を電気的に刺激するという実験を世界で最初に行い、脳の働きの地図を作った人である。

ペンフィールドは晩年になってこう述べている。

私自身はこころを脳の働きのみに基づいて説明しようと長年にわたって努めてきた。しかし、人間はふたつの基本的な要素からなるという説明を受け入れる方が素直ではるかに理解しやすい。つまり、こころと体の一部である脳である。（『脳・心・言葉』一一〇頁）

そして、最後に次のように言っている。

脳の神経作用によって、こころを説明するのは絶対に不可能だと思える。（同一一〇頁）

エックルスもペンフィールドも、自然科学の二元論、還元主義（第二章参照のこと）で脳科学を推し進めてきた当人である。ふたりは、還元主義に基づいて神経システムの働きの単位を神経細胞や、一定の細胞の集団に求めていたから、このような発言は当然といえば当然である。

西洋医学の二元論・還元主義は、神経システムの働きの単位を、ニューロン（神経細胞）や、大脳皮質の領野、あるいは、皮質下領域の海馬、扁桃体、視床、視床下部などに求めようとする。

しかし、こころとはなにかについて脳の働きを考えるとき、大脳皮質の領域を部分に分け、そして海馬や扁桃体をそれぞれいくら観察しても、こころを知ることはできない。したがって、二元論・還元主義の西洋医学では、こころの正体の解明にはほど遠いものがある。

そこで、脳神経学者なら誰でも知っているフィネアス・ゲイジの症例を紹介し、西洋医学の還元主義が、現在の脳科学の発展を阻んでいることを述べたいと思う。

脳と人格

一八四八年九月一三日、ボストン、ベルモント州キャベンディシュでゲイジの人生を変えるような事故が起こった。ゲイジ二五歳のときだった。鉄道工事に従事していたゲイジは、爆破事故の巻き添えを食うことになる。飛んできた直径三センチ長さ三〇センチの鉄の棒がゲイジの左頬から突き刺さり、前頭葉を貫いたのだ。（図2）（Hダマシオ他、『フィネアス・ゲイジの生還』、SCIENCE、一九九四年五月号）
しかし、ゲイジは運よく死ななかった。この棒を抜いたあと、見かけ上は普通の人と変わりなく、運動麻痺も感覚麻痺もみられなかった。また、知能面でも総じて変化はみられなかった。
ところが周囲の人が驚いたことに、性格、人格は一変した。ゲイジは非常に真面目な働き者で、上司、部下から信頼厚く、とにかく温厚で几帳面な人格だったらしい。
事故後、ゲイジは、同じ顔、同じ声で、同じように動き回ったが、まったく別人であった。卑

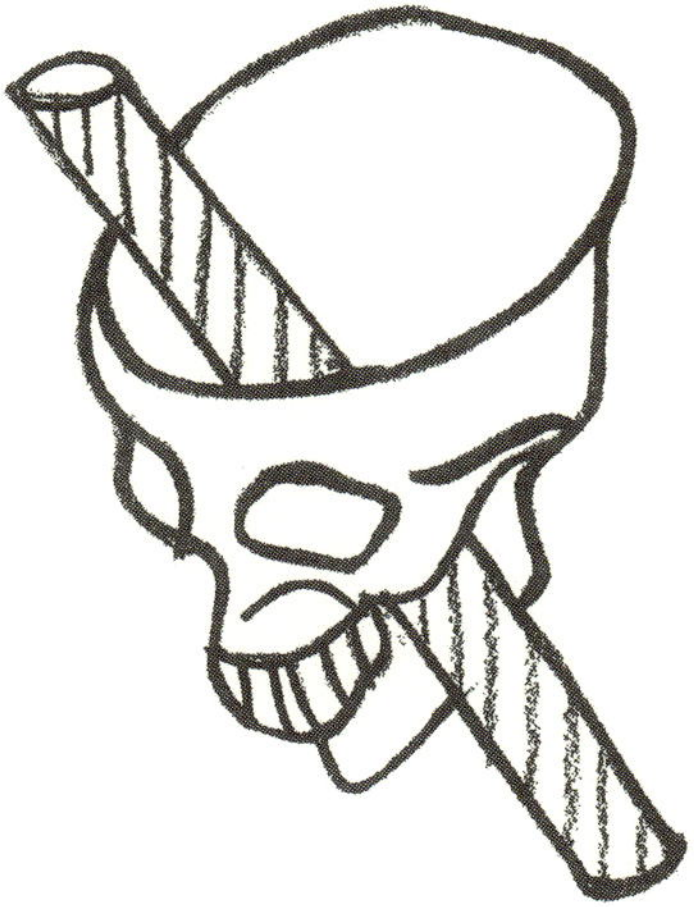

図２　フィネアス・ゲイジの事故状態の模式図

猥で、つまらない冗談ばかりを並べ、周囲の人間にまったく気を使わない、頑固ですぐに切れる厄介者に変わっていた。やることなすことに悪意があり、肝心なとき正しい判断ができず、狼狽しておろおろするだけであった。

前頭前野が障害を受けても、ことばを発することに関してなに不自由はない。また、高度な運動機能も発揮でき、一見普通の生活を送れる。

ゲイジの症例は、前頭前野がどのような働きを担っているかについて、私たちが間違って認識してしまう原因をつくってしまったといえる。特に、西洋医学の還元主義にとらわれている脳科学者に、誤った考えを植えつけることとなった。

言語はただ単に情報伝達の指示機能であるという考えがしみこんでいる、ほとんどの脳科学者に、ゲイジの症例は、言語機能はいろいろある脳機能のうちの一つに過ぎないという考えを再確認させる結果となった。言語機能は侵されずに人格だけが侵されたというのだ。

この症例は、前頭前野が人格をつくりだす領野であるという考えに正当性を与えることになる。ゲイジは、場所と状況に即した適切なことばを使うという言語本来の働きを失ってしまったのだ。ことばを発することはできたが、言語がもつ本質的な機能を失ってしまったのである。すなわち、前頭前野が障害を受け、言語機能が侵されたということになるのだが、脳科学者、脳神経学者の間ではこのような見方をされることは決してなかった。

前頭前野と言語領野がともに働いてはじめて、言語機能が生じる。前頭前野が障害を受けずに働いてこそ言語が生まれる。

これから述べることになるが、言語機能は、合意的コミュニケーション相互作用だから、人と人との結びつきが基本になる相互作用であり、当然人格という脳機能をも含んでいることになる。ゲイジは、前頭前野に障害を受け、言語機能が侵された。言語機能が侵されたので人格も侵されたのだ。まさしく人格は言語機能から生じる。

盲聾唖のヘレン・ケラーが、触覚によって言語機能を獲得し、それこそ膨大な量の書物を読破していったことが、ヘレンの人格を築いていったのだ。まさに、こころのソフトは、言語機能ということができる。

言語機能はいろいろある脳機能のうちのひとつではない

著名な脳神経学者のほとんどが、脳の働きには、知覚、記憶、想起、学習、感情、意識、思考、想像、抽象、人格、言語などいろいろなものがあると考えている。したがって、一般的にも、言語機能は数ある脳機能のうちの一つと考えられている。

しかし、言語機能がこころの働きをすべて担っていることを、ヘレン・ケラーの伝記から理解していただきたい。ヘレンは、サリヴァン先生という家庭教師を得て、動物とさして変わらなかった幼児時代から決別し、ことばの世界に入っていく。そして、動物とは違った本当の意味での人間の世界に旅立っていくのだ。その感動の姿にふれていただき、言語機能が私たちの精神世界を形成しているのだということを理解してもらいたいと思う。（『ヘレン・ケラー自伝』、ヘレン・ケラー著、川西進訳、ぶどう社、一九八二年）

あと三ヶ月で七歳になろうとしているとき、ヘレンの新しい生活が始まろうとしていた。

> 私は近づく足音を感じました。母だと思って手を差し伸べました。誰かがその手を受け取り、私を抱き上げ、胸の中にきつく引き寄せました。その方こそ、私にすべてのことを明らかにしてくださり、他のいかなることにもまして、私を愛してくださることになったお方だったのです。
>
> 家に来られた翌朝、先生はご自分の部屋に私をつれて行かれて、人形をくださいました。（中略）しばらくそれで遊んでいますと、サリヴァン先生は、手のひらにゆっくり「D‐O‐L‐L（人形）」という字を書いてくださいました。私はたちまちこの指の遊びが面白くなって真似ようとし、とうとう正しく文字が書けるようになると、子どもじみたうれしさと

誇りですっかり上機嫌になり、下に駆け下りて母のところへ行き、手をあげて人形という字を書いてみせました。私はことばをつづっているのだということも、そもそもことばが存在するのだということさえも知らないで、ただ指を猿のように真似て動かしただけだったのです。そのあとしばらくの間に、同様にして何もわからないながらも大変たくさんのことばをつづることを覚え、ピン、帽子、茶碗、それから座る、立つ、歩くなどわずかの動詞も教わりました。しかし、すべてのものに名前があるのだということを理解したのは、先生が来られて数週間たってからのことでした。

このように、サリヴァン先生の教育のもと、すべてのものには名前があるのだということを知ったヘレンは、人としての門出となる画期的な日を迎えるのである。

ある日、新しいお人形で遊んでいますと、サリヴァン先生が私のひざの上に別の古い大きな布人形をのせ、「D-O-L-L」と書き、そのことばがどちらにも当てはまるのだということをわからせようとしました。その日は、前に「M-U-G（茶碗）」と「W-A-T-E-R（水）」ということばでひともんちゃくあって、サリヴァン先生は「M-U-G」は「MUG」、「W-A-T-E-R」は「WATER」だということを教えこもうとされたのですが、私はどうしても二つを区別できなかったのです。あきらめて先生はひとまずその問題を後回しにしたのですが、次の機会をとらえるとまた早速持ち出すのでした。私の方は何度も練習させせられるのにいらいらしており、新しい人形をつかむや床に投げつけました。壊れた人形の破片を足元に感じたときは痛快な気がしました。激しい感情の爆発のあとに悲しみも後悔の念も起こりませんでした。その人形を愛してはいなかったのです。私の住む静かな暗い世界には労わりの感情は強くありません。先生が破片を炉の脇に掃き寄せているのを知り、不愉快の種がなくなったという満足感を味わったのです。先生は私の帽子を持ってきてくださったので、暖かい日差しの中に出て行くのだということを知りました。（中略）

私たちは、スイカズラの香りに誘われて、それにおおわれた井戸の小屋に歩いていきました。誰かが水を汲んでいて、先生は私の手を井戸の口にもっていきました。冷たい水の流れが手にかかると、先生はもう一方の手に、はじめはゆっくり次ぎに速く「水」という字を書かれます。私はじっと立ったまま、先生の指の動きに全神経を集中します。突然私は、なにか忘れていたことをぼんやり意識したような、思考が戻ってきたような、戦慄を感じました。言語の神秘が啓示されたのです。そのとき、「W - A - T - E - R」というのは私の手に流れてくる、すばらしい冷たいなにかであることを知ったのです。その生きた言葉が魂を目覚めさせ、光と望みと喜びを与え、自由にしてくれました。なるほど障壁はまだ残っていました。しかし、それは、やがて取り除くことができるような障壁だったのです。

サリヴァン先生がヘレンの手に書いた「水」という字が、手に流れてくる、冷たい、なにか特別にすばらしいものとして、ヘレンのまさに脳を揺り動かしたのだ。

手に流れてくる冷たいものをいままでにも、何回も経験していたにもかかわらず、その物質の名前を知ったときに、いままでとはまったく違った興奮と感動を味わったのである。

井戸を離れたときの私は、学びたいという一心でした。すべての物が名前を得、その名前の一つひとつが新しい考えを生んだのです。家に入ると、手に触れるものすべてが生命にわなないているように思えました。いまはあらゆるものを、新しく訪れたはじめての光の下で見るようになったからです。入口を入ると壊した人形のことを思い出し、手さぐりで暖炉のほうに近寄って破片を拾い集めました。元に戻そうとしましたがうまくいきませんでした。眼に涙が満ちてきました。私がどんなことをしてしまったのかがわかったからです。そしてはじめて後悔と悲しみを感じました。

この「水」ということばを知り、それがなにを表しているかを知ったとき、ヘレンの脳のなかになにかが起こったのだ。いままでに覚えたことばとことばとの結びつき、そして、それらのことばと水との結びつき、そんな抽象的なわくわくする実感を味わったとき、生まれてはじめて後悔と悲しみという人としてのこころが芽生えたのだ。

その日はたくさんの新しい言葉を学びました。それをみんなは覚えていませんが、「父」、「母」、「妹」、「先生」というのがそのなかにあったのは確かです。その思い出多い一日を終えてベッドに入り、その日のもたらした喜びをもう一度味わい直し、次の新しい一日のくるのをはじめて待ちわびている私ほど幸せな子は他にはなかったのではないでしょうか。

まさにこの日は、ヘレンにとって、人としての出発の日といえるだろう。そして、ことばという魔法を手にしたヘレンは、抽象思考という旅に出発するのである。

言語の扉を開く鍵を手に入れた私は、その使い方を習いたくて仕方がありませんでした。（中略）物に名前をつけることからはじめて一歩一歩ゆっくり進んでいき、つかえつかえて言った最初の一言から、ついにはシェイクスピアの詩行の流れるような思想にいたるまでの広大な距離を走破してしまうのです。（中略）

私は、はじめて「愛」という言葉の意味をたずねた朝のことを覚えています。（中略）「愛って何ですか」私はたずねました。

先生は私を引き寄せ、「それはここなのよ」と私の心臓を指して言われました。そのときはじめて、私は心臓の鼓動に気がついたのです。先生の言葉に私はとまどってしまいました。というのも、そのときは何でも触ってみるまで理解できなかったからです。

私は先生の手にあるスミレの香りを嗅いでから、半分言葉、半分手まねで「愛って花の甘い香りですか」という意味の質問をしました。

「いいえ」先生が言われました。

そこでまた考えました。暖かい太陽が輝いています。

「これが愛ではないのですか」私は暖かさのくる方を指して聞きました。

「いいえ」

私にはすべてのものを温め成長させる太陽ほど美しいものはないように思えました。しかし、サリヴァン先生は首を横にふられ、私は大きな当惑と失望を感じました。先生が愛をみせてくだされないのが、奇妙に思えてならなかったのです。


愛という抽象概念を理解する課程は、ヘレンに、広大で無限の世界を意識するきっかけを与えることになる。


それから一日か二日後のこと、私は違った大きさのビーズを釣合いのとれた並べ方——大きいのを二つ、次に小さいのを三つというふうに——でつなぎあわせていました。何度も間違えるとその度に、サリヴァン先生が優しく辛抱強くそれを指摘してくださいましたが、最後には自分で明白な間違いに気がつき、どうビーズを並べ替えたらよいのかと一生けんめいに考えました。そのときサリヴァン先生は、私の額に手をやって強く、「考えなさい」と書かれました。

閃くように、私はその言葉がいま自分の頭の中で進行している過程を表す名前であることがわかりました。抽象的な概念をはじめて意識的に認識できたのはこのときのことでした。

長いこと私はじっとしていました。というのも、ひざの上のビーズのことを考えていたのではなく、「愛」の意味をこの新しい考えの光に照らしてみつけようとしていたのです。一日中太陽はかくれており、雨も時々降るような日でしたが、そのとき急に南国の輝かしい太陽が刺しこんで来ました。私はまた先生に訊きました。

「これが愛ではないのですか」

「愛は、太陽が出てくる前にあった空にあった雲のようなものよ」

さらにもっとやさしい言葉で続けて言われました。

「雲はさわることはできないでしょう。でも雨は感じますね。そして花や乾いた地面は、熱い一日のあとで雨がくるとどんなに喜ぶかも知っているでしょう。愛もさわることはできないの。けれど、愛がすべてのものに注ぎこむ快さは感じられるのよ。愛がなければ幸福でもないし、遊びたくもないのよ」

美しい真理が私の心にどっと押し寄せました。目に見えぬ糸が、私の魂と他の人々の魂との間に張られているのを感じました。

このようなヘレン・ケラーとサリヴァン先生とのやりとり、コミュニケーションから、ことばの習得がヘレン・ケラーのこころすなわち精神ともいうべきものを形成していった過程が、ものすごい迫力で伝わってくるではないだろうか。

ことばというものは、人と人を結びつける共感・共鳴の相互作用であることをヘレンは理解したのである。

記憶、想起、学習、思考、想像、抽象、人格といった脳科学者が分類している脳の機能は、すべてヘレンがことばを習得していった過程に組みこまれていることがわかる。また、このようないろいろな脳機能は、ことばを獲得した結果、形成された言語機能からすべて生みだされてくることがよくわかるだろう。

ヒトは、考えながら話をする。言い換えれば、ことばによって考えている。すなわち考えているということは、ことばを生みだす言語機能が活動しているのである。そして、環境あるいは外部の世界からの情報ではなく、脳は、内的な活動状態のみで相互作用を行うことができる。これを抽象思考という。また、記憶、想起、学習、推理、想像などという脳機能も当然言語機能に含まれる。

まさに、こころのソフトは、言語機能ということができる。

ゲイジとヘレンの話では、こころということばを定義しないでただ漠然とあえて使っているが、次に、こころ、言語、意識、時間の関係について述べ、こころを定義したいと思う。

こころを定義しよう――時間とはなにか

素粒子のことを理解しようと思えば、理論物理学という学問が必要である。およそ四〇年前の小林・益川理論が、最近の実験物理学によって証明され、小林、益川両博士にノーベル賞が授与された。

物理学と同じで、こころが科学的に解明されるためには、理論生物学が脚光を浴びなければならない。しかし、いままでの私たち人類の不幸は、理論生物学の不在に帰すると思われる。理論生物学は、マトゥラーナの『認知の生物学』と『オートポイエーシス』によって産声をあげたが、図書館で眠ったままの状態でまだ世に十分知られていない。マトゥラーナは、「ニューロンは、神経システムの解剖学的単位ではあるが、機能的単位にはなりえない。行為そのものだけが神経システムの機能的単位とみなしうる」ことを、『認知の生物学』で明らかにした。

たったひとつのニューロンが働いてもなにか特別の意味をもつものでもなく、その他多くのニューロンが同時に協同し働いてこそ、それらのニューロンは全体としてある意味をもってくる。ここでいう行為とは、現在の瞬間、「いま、ここ」における意識状態をあらわす思いである。思いとは、たとえば、「今度の日曜日東京へ遊びに行こう」、あるいは「お腹が空いたので食事にしよう」と思うこと、あるいは、景色を見て「きれいだな」と思うことなど。すなわち、脳の中で想起したことでもよいし、実際に知覚し意識した思いでもよい。

「今度の日曜日東京へ遊びに行きたい」と思う。この思いを吟味検討していくのが考えである。そして、いろいろ考えた結果、行こうと決める。そのあと、一人で行くか誰かを誘うかを考える。また、天気のことが気にかかり、天気予報を新聞で見る。今度の日曜日は雨だとわかる。雨だったら、東京行きは止めようかなと思ったりする。しかし、いろいろ考えた末、行くことにする。

このように神経システムの機能的単位は、現在の瞬間の意識状態である「いま、ここ」における思いであったり、「いま、ここ」において周りの世界を知覚することで生起する思いである。思いと考えの違いはどうか。思いは続くものではない。思いが続く場合は考えていることになる。そして、現在の瞬間に続く、すなわち時間の推移にともなう異なる思い、考えが、時間を生みだすのであり、時間は環境の特性ではないのである。

マトゥラーナは、このような思いと考えの連鎖は、言語機能から生じることを明らかにした。思いと考えの連鎖をこころとすれば、言語機能がこころを生みだすことになる。

また、思いと考えの連鎖を思考というが、思考は言語機能から生まれるのである。

こころ、言語のことが少しわかったところで、今度は、こころ、言語、意識、時間の関係について話したいと思う。

原意識と高次の意識――現在の瞬間を認識する意識状態と言語機能

神経システムすなわち脳の機能的単位は、ニューロンではなく、現在の瞬間における意識状態、すなわち、思いであることを話した。そして、思い、あるいは知覚からスタートし、次から次へと推移する時間にともなって考えが連鎖する。このふたつの意識状態、すなわち現在の瞬間を認識する意識状態と推移する時間を認識する意識状態を、エーデルマンは、原意識と高次の意識に区別した。

環境世界や自身の体から入ってくる信号（視覚、聴覚、触覚・深部感覚、嗅覚、味覚などの知覚）を脳が分解して、意味あるものとして再構成し適応行動へとつなげること[2]（知覚カテゴリー化）と、記憶しておいた危険なこと、いやなこと、あるいは好ましいことなど[3]（価値カテゴリー記憶）、このふたつの知覚と記憶のダイナミックな相互作用が現在の瞬間の意識状態をつくりだすといえる。

環境世界を認識する視覚、聴覚、触覚などの知覚情報は、感覚器で電気活動に変換され、知覚神経から脳の神経ネットワークに伝達される。この現在の瞬間を意識する心理学的時間は、神経伝達速度からいっておよそ数百ミリ秒である。エーデルマンはこの意識を原意識と呼んだが、ヒトと動物でそれほど変わるものではない。

ヒトのみが意識しえる意識状態は、時間の推移を意識できることだ。自分自身の状態と再帰的に相互作用できる意識状態、すなわち推移する時間を意識できるとは、過去を語り、未来を予測し、意識している自分を意識できる意識状態である。これは、ヒトのみが獲得した意味能力や統語能力を備えた言語機能から生まれ、考える能力をもかねそなえた意識状態であり、エーデルマンは、この意識状態を原意識と区別して、高次の意識と呼んだが、これは言語機能が生みだすといえる。

マトゥラーナが興味を抱いた意識状態は、この推移する時間を認識する高次の意識状態である言語機能である。

時間は、高次の意識をつくっている言語機能が紡ぎだすといってよい。どこそこへ行ったという過去のこと、あそこへ行こうと思う未来のこと、昔のことこれからのことを楽しく話す行為、そして流れる時間にそってことばを使って考えること、すべてこのような言語行動は時間にいざなわれている神秘的なものだ。

時間とはなにか

ことばが時間をつむぎだすのだが、それでは時間とはなんだろう。

時間の問題は、古くて新しい哲学的で深遠な問題だ。時間と空間の理解に際して科学に求められる標準理論は、相対性理論である。相対論的時空間では、時間は過去から未来へ流れるのではなく、空間と結びついた四次元時空間として、最初からそこに存在しているとみなされる。

宇宙の全歴史は、四次元時空間のなかのできごととして、過去から未来まで最初から存在するのである。このように相対論的時空間では、過去・現在・未来の間に区別はないのに、私たちのこころのなかでは、現在は絶対的な意味をもち、さらに過去と未来の間には明確な区別がある。

アインシュタインは、生涯の友、ミケランジェロ・ペッソが亡くなったとき、ペッソの家族に当てた手紙のなかで、慰めのことばを述べている。「過去・現在・未来がどれほど違っているようにみえても、その区別は幻影に過ぎないことを私たち物理学者は確信しているから……」、このことばの趣旨は、ペッソの死は最終的なものではないということだった。

しかし実際には、アインシュタインも、私たちの直感のなかでは、現在が絶対的な意味をもつようにみえることに悩まされていたらしい。(『時間の矢、生命の矢』ピーター・コヴニー、ロジャー・ハイフィールド、野本陽代訳、草思社、一九九五年)

このようなことがなぜ起こるのか。

私たちの意識は、生物学現象がもたらす属性である。生物学現象は物理学現象に還元できないが、アインシュタインなどの物理学者、そして茂木健一郎などの脳科学者は、生物学現象である意識をも物理学現象に還元できると考えるからである。（『脳とクオリア――なぜ脳に心が生まれるのか』、日経サイエンス社、一九九七年）

物理学現象を説明する現代物理学における自然法則では、時間は環境の属性である。生物学現象である意識をあくまで物理学現象としてとらえようとすると、混迷を深めるのは当然といえば当然である。

原意識のレベルでは時間という属性は存在せず、言語機能をもったヒトの高次の意識においてはじめて、時間という属性が生じてくる。物理学現象においては、時間は四次元時空間としてそこに存在している。しかし、生物学現象においては、時間は四次元時空間として存在するのではなく、時間の矢(4)としてとらえるべきものである。

したがって、生物学現象である高次の意識をつくりだす言語機能が、時間をつくりだすといってよいのだ。

マトゥラーナの理論生物学から理解する

したがって、こころ、ことば、意識、時間といった、物理学現象ではない生物学現象を理解するには、マトゥラーナの理論生物学の視点が必要である。そこで、こころ、ことば、意識、時間を表Ⅰのように、定義することが必要になってくる。

・原意識　　　現在の瞬間（およそ数百ミリ秒）
を認識する意識状態⇒⇒⇒
（人と動物でそれほど変わらない）

・高次の意識　⇔⇔⇔　言語機能　⇒⇒⇒
（動物にはないと仮定する）
「時間の推移を認識できる意識状態」

⇒⇒こころと呼ぶことを提唱する

表Ⅰ　意識

従来、哲学者、文学者また脳科学者もが、意識、こころ、ことば、時間の概念をはっきりさせずに曖昧模糊のままにしてきた。科学の領域はともかく、一般的には少なくとも原意識をただ単に意識と定義し、高次の意識をこころと定義することが、意識・こころの問題を将来わかりやすくしていくことにつながると考える(5)。

このように定義すれば、高次の意識をもっていない動物は、こころをもっていないことになる。ペットやいろいろな動物とコミュニケーションをもっている人々は、動物にもこころはあると当然反論する。動物とのコミュニケーションは、ことばを覚える前の赤ちゃんとのコミュニケーションと同じである。これは、ことばを覚える前の赤ちゃんにもこころはないということになる。まさしく、ことばを覚え、ことばを使うことがこころを生みだすことを意味する。

動物や赤ちゃんにこころはないと定義することが、将来、こころの科学的な解明につながると考える。すなわち、言語機能の研究がこころを科学的に解明することにつながるのだ(6)。

音楽や映像・絵画はこころのソフトになりえるのか

私たちは、ことばを覚える前の幼いころのことは記憶にないことを知っている。ことばを話せるようになってはじめて、自分のまわりの世界のことがわかるようになる。すなわち、こころが生まれるといえる。

こころのソフトが言語機能だといえば、多くのものは視覚からの情報を重視するので、映像・絵画もこころのソフトとしての機能を果たすのではないかと強く主張する。

しかし、映像などの視覚情報は、「いま・ここ」における知覚であり、原意識に属するのである。映像・視覚情報は、推移する時間においては、脳のなかで神経ネットワークとして再帰的に相互作用を繰り返さない。高次の意識である言語機能は原意識あってのものだから、当然視覚情報に影響を受ける。影響を受けた言語機能すなわちこころは変化する。しかし、脳のなかで、再帰的に相互作用を繰り返すのは言語機能であり、原意識は変化しない。言語機能は原意識をコントロールできないからである。

クオリア（質感）とか感性は原意識に属するものである。モネとかゴッホの色彩豊かな美しい絵を見たときの感動。これは原意識に属するが、私たちは、原意識と高次の意識を区別することに慣れていない、言い換えれば、従来のこころの概念に強くしばられているのでこのような感動をこころの属性とみなしたくなるのである。

視覚情報・映像が、こころのソフト機能の一部を構成するとしたら、盲であったヘレンのこころは偏狭なものであったといわざるを得ない。

それでは、音楽などの聴覚情報はどうだろうか。こころを生みだす言語機能は、推移する時間における意識状態だから、時間の流れに沿って体験する音楽などの音響知覚は、こころに影響を与えるように思われる。

しかし、音響体験も当然原意識に属するものである。ベートーベンの交響楽がえもいわれぬ感動を与える。「すごいな」と思う気持はこころを豊かにし、人生にうるおいと幅をもたせてくれる。この気持ちをこころと言わずして何と言おうか。このような疑問が当然投げかけられる。

ベートーベンを聴いて原意識が刺激を受ける。この原意識の影響が高次の意識である言語機能に変化を及ぼす。すなわち、原意識の影響を受けた言語機能、こころは、ベートーベンの音響経験により蘇るのである。

原意識あっての高次の意識だから、私たちは両者を区別することに不慣れである。したがって、映像・絵画や音楽はこころのソフトにはなりえないということが実感としてわかりづらいのはいたしかたない。

それでは、視覚的思考や聴覚的思考というものがあるのだろうか。絵を見て直感的に感動する。これは原意識に属する情動や感情の表現である。しかし、絵を見ていろいろなことを考える。画家がなぜその絵を描いたのか、いろいろ憶測する。一枚の絵画を前にしてこんな描き方があったのか、これを描いた画家はどんな画家なのか。これは、視覚という感覚情報から考えるという状況になるのであり、言語機能を使ったこころの働きである。

また、絵を描くということは、なにを描くか、どんな構図にするか、どんな色を使うかなどすべて考えるということが含まれてくる。すなわち言語機能を使ったこころの働きである。

したがって、視覚的思考ということは、ありえないことなのだ。

高次の意識と音楽

音楽を聴いて感銘を受ける、こころが揺り動かされるという。しかし、これは原意識のことで、知覚と情動の働きであり、高次の意識ではない。

音楽について、玄人はだしの評論を残している小林秀雄は、『小林秀雄全作品一八、表現について』（新潮社、一九五〇年）のなかで次のように述べている。

　もともとことばと音楽とは一緒に人間に誕生したものである。一つの叫び声は一つのことばです。リズムや旋律のまったくないことばを、私達は喋《しゃべ》ろうにも喋れない。歌はそこから自然に発生した。古い民謡は、音楽でもあり詩でもある。（四〇頁）

歌や民謡を歌う人は、ただ単に歌を歌うのであって、いかなる歌詞をいかなる音楽によって表現しようかという問題はない。原意識とこころの渾然たる統一のもとに歌を歌っているのだ。歌の場合は、聴覚的思考を行っているといえる。

こういう問題が現れてくる為には、表現力において、人の声という楽器を遥かに凌ぐ楽器の出現が必要であった。人間の声にある男女の別や個人差をまったく消し去って、常に同一な純粋な音を任意に発生させ、人の声を使用しては到底成功覚束ない豊富な和音や、正確な迅速な転調が、易々と出来る様な楽器の出現、つまり、非人間的な音のメカニズムが発明され、それが人間に対立するという事が必要だったのです。ここに非人間的楽器が、いかにして人間的内容を表現し得るかという問題が自覚される。（四〇頁）

音とことばとの相互関係、いかにして音楽を音のことばとして表現しようかという問題に関しては、単独で多くの楽器を集合した効果が出せるように改良したピアノの出現が大きい。私たちの耳の構造は、騒音(7)から、振動が一定の周期で継続し、高さ、強さ、音色などの要素がそなわった楽音をはっきり区別して聴き分けることができるようになっている。

よく調律されたピアノの発する一音符は、耳に快適な音であるという理由で、既に独立した純粋な音楽の世界を表現しています。（三八頁）

音楽家は、精神、こころすなわちことばを、音で表現する必要に迫られたとき、和声的器楽(8)という素晴らしい形式を発見した。しかし、音楽を音のことばで表現することに成功したといえるだろうか。

音楽というものは、聞く人のあらゆる気紛れを許す。その時々のあらゆる感情を呑み込んで平気な顔をしている様にみえる。ベートーベンの六番シンフォニーは「田園」という表題をもっている。これは他人が勝手につけた名ではない。ベートーベン自身、このシンフォニーによって、田園生活の感情なり気分なりを表現しようとしたものであり、楽章ごとに、「小川の辺（ほとり）」だとか「夕立と嵐」だとかいう名前がついている事は、誰も知っているところです。しかし、例えば彼の八番シンフォニーを、自分は、田園と呼びたい、最終楽章は、嵐の後の喜びを現したものと解したい、と言い張る人があったとしても、ベートーベンに、充分根拠ある意義を唱える事が出来たであろうか。無論気紛れで、シンフォニーは書けないだろうが、書いているシンフォニーを田園と呼ぼうとするときは、気紛れが物を言う。

（三〇–三一頁）

小林は続ける。

音楽はただ聞えて来るものではない、聞こうと努めるものだ。と言うのは、作者の表現せんとする意思に近付いていく喜びなのです。どういう風に近付いて行くか。これは耳を澄ますより外はない、耳の修練であって、頭ではどうにもならぬことであります。（中略）耳を澄ますとは、音楽の暗示する空想の雲をくぐって、音楽の明示する音を、絶対的な正確さで捕らえるという事だ。私達のうちに、一種の無心が生じ、そのなかを秩序整然たる音の運動が充たします。空想の余地はない。音は耳になり耳は精神になる。（中略）音楽の美しさに驚嘆するとは、自分の耳の能力に驚嘆する事だ、そしてそれは自分の精神の力に今更の様に驚く事だ。空想的な、不安な、偶然な日常の自我が捨てられ、音楽の必然性に応ずるもう一つの自我を信じる様に、私達は誘われるのです。これは音楽家が表現しようとする意志をあるいは行為を模倣することである。音楽を聞いて踊る子供は、音楽の凡庸な解説者より遥かに正しいのであります。（五一－五二頁）

そして、小林秀雄は、モオツアルトの直感がもたらす音楽の創造を次のように表現している。

（『小林秀雄全作品一五、モオツアルト』、新潮社、一九四六～一九四八年）

彼は、ある主題が鳴るところに、それを主題とする全作品を予感するのではなかろうか。想像のなかでは、音楽は次々に順を追うて演奏されるのではない。一幅の絵を見る様に完成した姿で現れると、彼が手紙のなかで言っている事はそういう事なのではなかろうか。（八四－八五頁）

音楽は、聴覚に基づく原意識の属性であり、言語機能の介在を許さないと考えてよい。素晴らしい音楽であればあるほど、その音を感じる原意識の状態に価値があるのである。聴覚的思考ということは、ありえないことなのだ。

映像や音楽は、認識された知覚そのものであり、いままでの貯蔵された映像記憶や音響記憶と脳内で再帰的に相互作用を営むものではあり得ない。すなわち、解釈とか観察をともなわない能力であり、原意識に属するものである。

第二章　ことばとはなにか

ヒトと動物の差異

こころを考えていくには、ことばとはなにかをみていかなければならない。

そのためにも、ヒトが動物と異なる点は何か考えてみよう。まず、走ったりする運動能力や、他の動物を捕食するために追いかけたり、他の動物の餌食にならないように逃げる能力は、ヒトより優れた動物はいくらでもいる。

また、視力、聴力、触覚、嗅覚なども、ヒトより動物の方が発達している場合が多い。このような環境世界を現在の瞬間で認識する能力である知覚は、ヒトは動物とくらべて特に発達しているとはいえない。

それでは、ヒトの脳が、サルやチンパンジーなどの動物の脳と異なるのはどこだろうか。

一つ目の特徴は、ヒトにおいてブローカ野、ウエルニッケ野という言語に関係した新しい領野が発達したことである。（後出の図4参照）

フランスの脳神経外科医ブローカは、ことばは理解できるが自らことばをくりだせないタイプの失語症（運動失語）をもつ患者が左の脳のある部位に障害をもつことを記載した。この部位をブローカ野と呼ぶ。

また、ドイツの脳神経内科医ウエルニッケは、ことばはつくりだせるがことばの意味を理解できないタイプの失語症（感覚失語）がブローカ野より少し後ろの部分の障害から起こることを明らかにした。この部位をウエルニッケ野と呼ぶ。

二つ目の特徴は、社会関係を維持する上で必要な領野であるとされる前頭前野の大きさは、ヒトではチンパンジーの三倍もある。

このように、ヒトの脳において、言語領野と前頭前野が特に発達して大きくなったことは、ヒトだけに言語機能が進化した結果である。

この言語機能が、動物と異なりヒトに社会化を際立たせた。また社会化が進行すれば言語機能の進化を促すという循環が繰り返されてきたのである。そして、ヒトは、言語機能を素晴らしく進化させた結果、動物とは異なる意識状態、高次の意識であるこころをもつにいたったといえる。

ことばと考える能力

先日逝去された慶應大学の哲学の先生、池田晶子さんが言われていたことがある。ある人が正しいと思っていることが、本当に正しいかどうかは誰にもわからない。本当に正しいかどうかを考え続けることが必要であると。

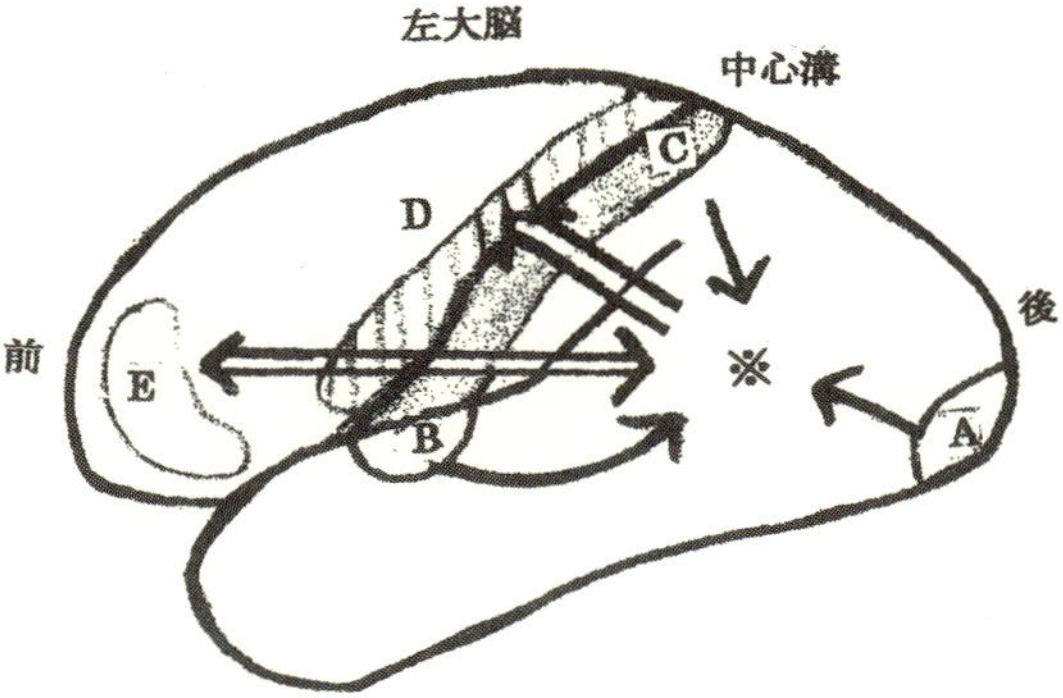

図３　感覚・運動相関（入力と出力）

Ａ：一次視覚野　Ｂ：一次聴覚野　Ｃ：一次体性感覚野
Ｄ：一次運動野　Ｅ：前頭前野
（※と⇔は連合野を表す、→は入力を表す、⇒は出力を表す）

アメリカのイラク戦争もそうだ。アメリカ人の多くが正しいと思っていたことが、結果的に間違っていた。そういうことは日常茶飯事である。思うことと考えることは違うのだということである。

思うレベルは、原意識に非常に近い意識状態に属する。原意識は、動物とヒトでそれほど変わらないから、思うレベルは、動物並みの意識状態であるともいえる。

考えることは言語機能そのものだから、ヒトだけがもち得た高次の意識状態である。私たちはことばを使って考える。ことばを使わずに考えることはできない。

入力として感覚器に入った知覚情報は、知覚神経、視床を経由して脳の一次感覚野にいく。感覚野は、一次視覚野、一次聴覚野、一次体性感覚野（触覚と深部感覚がある）と主に三つの部分からなる。そして、出力は、運動野から運動神経へと

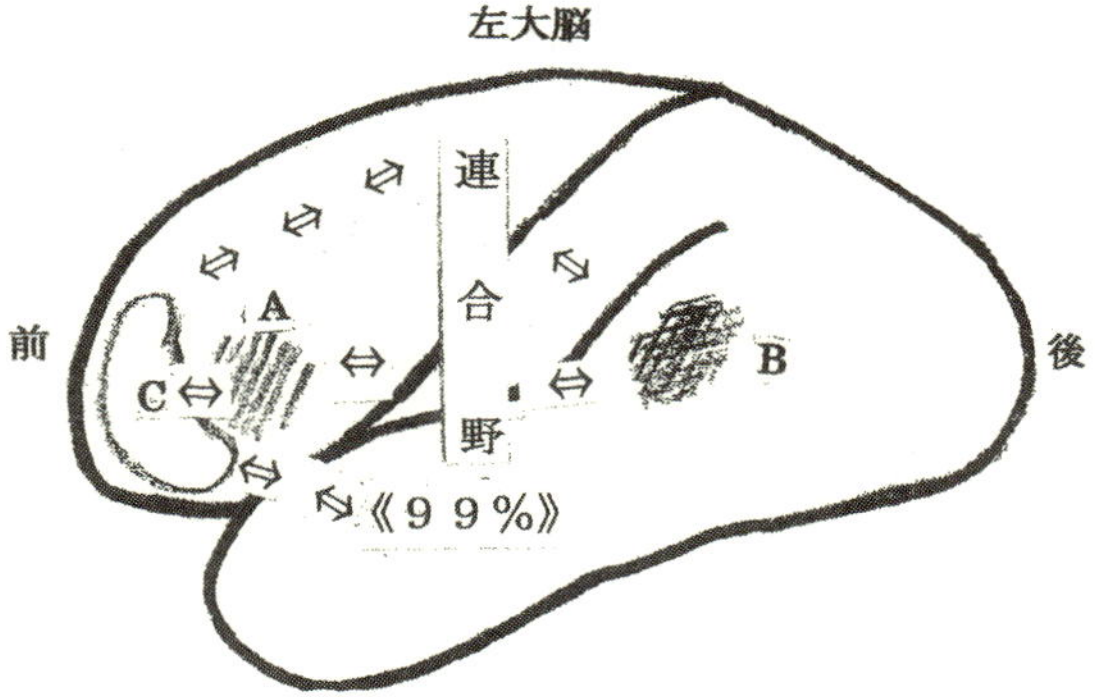

図4　ヒトの言語機能：言語領野（A、B）と前頭前野

A：ブローカ野　B：ウエルニッケ野　C：前頭前野
——言語領野と前頭前野は、99%を占める連合野のニューロンの再帰的再入力結合ネットワークで機能する

伝達され行動として実行される。（図3）

そして、入出力に関係していない神経が連合野である。ヒトの感覚神経、運動神経、連合野の神経の数の比率は、一〇対一対一〇万といわれている。ニューロンの数からいえば、連合野のニューロンが九九％以上を占めるのである。（図4）

この圧倒的に多数を占める連合野のニューロンが、脳のなかで再帰的にせっせとやりとりを繰り返し情報をつくりだしているのである。この神経ネットワークが、ことば、自己意識、観察（第五章参照）を担う重要な役割をはたしており、抽象思考を行っている。

抽象思考ができるようになって、ものやものごとを細かく分けること、分類をすること（範疇化）ができるようになった。言い換えれば、もの、ものごとに共通のもの、共通のことをみつけるようになる。ルールをみつけ出すようになった。そして、何ごとでも汎化（一般化）することができ

るようになったといえる。

このようにして、連合野の神経ネットワークのおかげで、私たちは、たとえばこんな複雑なことも考えられる。「Aさんはおそらく……と考えている」とBさんは思っている。このように、Cさんは推察している。という具合に、Cさんの心中はいくらでも拡がるのだ。

このような想像や抽象思考は、連合野の神経ネットワークの働きによる観察に基づくもので、言語機能そのものである。

言語機能は無限の拡がりをもつ

夏目漱石の小説「三四郎」で、三四郎が熊本から大学に入るために上京する列車のなかのシーンがある。自分が入学する大学の教師である広田先生と、たまたま座席をともにする。

「ただしこれからは日本もだんだん発展するでしょう」と弁護した。すると、かの男は、すましたもので、

「亡びるね」といった。——熊本でこんなことを口に出せば、すぐなぐられる。わるくすると国賊取扱いにされる。三四郎は頭の中のどこのすみにもこういう思想を入れる余裕はないような空気のうちで成長した。だからことによると自分の年の若いのに乗じて、他人を愚弄するのではなかろうかとも考えた。男は例のごとくにやにや笑っている。そのくせ言葉つきはどこまでも落ちついている。どうも見当がつかないから、相手になるのを止めて黙ってし

まった。すると男が、こういった。

「熊本より東京は広い。東京より日本は広い。日本より――」でちょっと切ったが、三四郎の顔を見ると耳を傾けている。

「日本より頭の中の方が広いでしょう」といった。「とらわれちゃ駄目だ。いくら日本のためを思ったってひいきの引き倒しになるばかりだ」

この言葉を聞いたとき、三四郎は真実に熊本を出たような心持がした。同時に熊本にいたときの自分は非常に卑怯《ひきょう》であったと悟った。

漱石は、作家として言語機能の無限の可能性を自覚していた。だから、広田先生をして、「日本より頭の中の方が広いでしょう」という言葉をしゃべらせたのである。

テレビ番組の司会などをしている落語家や漫才師などは、年々話が上手になり、話す内容も洗練されてくる。

落語家の明石家さんまは、夜中でも話し出したら延々と次から次へと話し続けるという。聞き手にまわる芸能人仲間は、眠くてたまらないが眠らせてくれないらしい。

聞き手と話し手の言語機能の働きは、まったく違う。話し手は聞き手にくらべて言語機能をフルに使っている。話し手は絶えず考えながら話す。聞き手は話し手にくらべて、思考という言語機能をあまり使っていないが、話し手は思考という言語機能をフルに使う。したがって、意識状態は聞き手にくらべて数段活性化されている。

明石家さんまの場合は、話のキャッチボールではなく、一方的にしゃべりまくる独演会である。脳の神経細胞は点火状態のままだから、意識状態は活性化されたままである。眠くならないのは当たり前である。

明石家さんまにかぎらず、島田紳助などは、私生活にかぎらず仕事でもいろんな人としゃべりまくっている。あれだけしゃべりまくるということは、言語機能をフルに使うわけだから、毎日毎日、意識を活性化させていることになる。

彼らは、仕事をしながら、意識状態すなわち脳をいつも活性化しているのである。したがって、競争相手の追随を許さないほどのスキルを毎日仕事しながら磨いていることになる。

しゃべることを職業としていても、普段は無口な人も多い。このような人は、普段話すトレーニングをしていないことになる。

しゃべることが仕事なのだから、いろんな人と話をすることに普段から磨きをかけることができれば申し分ない。すなわち、話術の達人になるべく努力をすることは、脳を活性化し、話題を豊富にすることにつながる。そして、それを仕事に生かす。それが仕事を楽しむことにつながる。

話をしたり、文章を書いたりすることは、言語機能という動物がもっていない機能を使うことである。特に、会話はこころのキャッチボールである。思考、感性を磨く時間であり、知識の引き出しを増やす機会である。

寡黙なことが日本人の男性の美徳とされた時代があった。しゃべる代わりに考える。これも必要ではあるが、話をしてみて始めて、周りの人の反応がみえてくる。これによってまた考える。

この繰り返しが脳の機能、すなわち意識状態を磨くことにつながるのである。

言語の起源

ことばがどのようにして生まれてきたのかを、正確に知る方法はあるだろうか。ヒトの言語生活を推し量ることができるような化石が残っているはずはないのだから、言語の起源を知ることはできないといえる。

西洋では、世界を統治する神が、そもそもの世界のはじまりからことばを与えたと考える。『新約聖書』の「ヨハネ福音書」は、「初めにことば（ロゴス）ありき。ことばは神とともにあり」ではじまっている。このように、ことばは世界の真実を写し出す鏡であるという固定観念がある。これが、西洋人にとっては、相当根深い文明的こだわりになっているようである。

しかし、日本の文化では、ことばとは世界の様相を表わしたものだというとらえ方はもちろんない。私たちは、ことばは、自分の考えたこと、感じたこと、そしてなにかの情報を相手に伝えるものだと考えている。

情報伝達の象徴的システムが発達するには、進化論的な起源において、指示機能が存在していることが前提になる。しかし、マトゥラーナは、指示機能の進化論的起源を見出すことは困難であることに気づく。したがって、ことばの基本的な生物学的機能は、指示機能ではないという。

それでは言語の生物学的機能とは一体なにか。これを考えるためにも言語の進化論的起源を理解しなければならないだろう。

脊椎動物であるアンテロープ（鹿の一種）、オオカミ、霊長類のヒヒ、チンパンジーなどは、群れをつくる社会性動物である。これらの動物が形成する群れで、個体と個体のあいだの相互作用において、指示機能を表わす行動は見当たるだろうか。模倣はみられても、指示機能は存在しないとマトゥラーナはいう。

これらの社会性動物において、なにか一つの目的に向かったお互いの行動を方向づける協同的、合意的な調整行動ともいうべきものがみられる。遺伝子によって決定された先天的なものではなく、後天的なある特定のタイプの相互作用がみられる。このような相互作用は、コミュニケーションと呼ばれ、コミュニケーション行動が言語機能の基礎になっているとマトゥラーナは指摘する。

したがって、言語の起源は、行動の指示機能ではなく、従来の概念からみれば、非言語的ともいうべき、合意的コミュニケーション（方向づけ）相互作用である。

山に住むアンテロープのような有蹄類の群れに近づくと、群れは一頭残らず逃げ出してしまう。そして、ある程度高い頂きにたどりつくと、振り返ってこちらをうかがう。次の頂きへ行くためには、見通しがいったん妨げられるような谷間を通らなくてはならない。そのとき、群れは指導的な一頭のオスによって導かれ、メスと子どもがそれに続き移動する。そして、ほかの複数のオスが後ろにつき、そのうちの一頭は一番近い頂きに残って、ほかのアンテロープが斜面を下りていくあいだ敵を見張っている。群れが新しい高みにたどりつくと、直ちに後を追う。

また、オオカミの群れは、大きなムースを追跡し、攻撃し、しとめる。そのとき、それぞれに、身構え、歯をみせたり、耳を伏せたり、尾を振ったりして、お互いに行動を調整し、一頭ではとてもできない仕事を達成する。

このようなアンテロープやオオカミでみられる仲間同士の相互作用は、霊長類であるヒヒ、チンパンジーでもみられ、もう少し洗練されたかたちをとる。

これらの後天的に合意されたコミュニケーション行動が、言語の起源だとマトゥラーナは言う。なにかを伝えるという行動ではなく、お互いに分かりあって協同的に行動するという模倣ともいうべき合意的コミュニケーション相互作用が言語行動の起源と考える。

ことばには象徴的コミュニケーションと情動的コミュニケーションがある。普通は、ことばは象徴的コミュニケーションを意味する。しかし、象徴的システムを形成する言語機能を支えているのは、情動的コミュニケーションである。情動的コミュニケーションとは、合意的コミュニケーション相互作用を有する話ことばであり、生物学的機能からみると指示機能を有するものではなく、模倣ともいうべきものであるといえる。

二足直立歩行がヒトの言語獲得に及ぼした影響

このような動物の合意的コミュニケーション相互作用が進化して、ヒトという種が使う言語に発達した歴史は、どのように考えたらよいのか。上に述べたような脊椎動物の合意的コミュニケーション相互作用を、言語の起源と考えるならば、それではヒトという種に近いチンパンジーなどの霊長類は、ヒトが話すような言語をはたしてどの程度使うことができるのか。

チンパンジーなどの霊長類は、ヒトがことばを話すとき行っている音声の調整ができない。チンパンジーは声帯が非常に高いところにあり、咽頭がほとんどなく、声帯から出た音が鼻腔に抜け、口腔に入らない構造になっている。したがって、ブザーみたいな単純な音しか出ないのでことばにならない。

ヒトは、声帯の上方に咽頭という空洞があり、声帯の音が咽頭を通って鼻腔と口腔の両方に出ていき響きわたる。ヒトの口腔は空洞としてかなり大きく、そのなかにある舌が形や動きをさまざまに変えることによって、結果として口腔の形をいろいろに変えることができる。そして、アイウエオという五種類の母音と、幾種類もの子音をつくり出すことができるようになった。

このヒトのような咽喉頭の構造をもたないために、チンパンジーは、ことばを使うこと、しゃべることができない。しかし、身振り言語である手話を学習することはできる。

聾唖者が手話によって会話をするように、学習されたコミュニケーション行動としての手話によって、チンパンジーが言語的相互作用をすることができるのか。

ある研究プログラムで、チンパンジーも、ヒトの言語行動と思われるような認識行動が行われていることが報告された。ルーシーというチンパンジーが、両親が出かけようとするのをみてかんしゃくをおこしそうになりながら、飼い主に向かって「ルーシー・泣く」というサインを送ったとき、ルーシーは、自分自身の行為についての描写を行ったということができる。

すなわち、チンパンジーも、ヒトの言語と比べて非常に限定されたものであるが、ヒトが使っているような言語を使ったといえる。

類人猿は、ジェスチャーなどの身体言語、記号、絵とかの図形言語に関しては、かなりの能力をもっていることがわかっている。しかし音声言語は使えない。

言語的・社会的生活は、かたちのある化石を残してくれないので、現在の人間へとたどりついた霊長類の進化の実態を知ることはできない。

直立二足歩行としゃべることとは、密接な関係があるようである。森にいたサルがサバンナへ出てきた。サバンナには、ライオン、ヒョウ、チーター、ヘビなど捕食獣がいる。だから、二本足で立って手が使えると棒などの武器を振り回すことができる。そして、狩猟で得た肉を運ぶために手を使い、移動することができた。

現行人類（初期原人）は、小グループ、あるいは拡大家族として、サバンナをあちこち動き回って生活をしていたのだろう。二本足で歩いたので、手は自由に使え、種子や木の実といった食料を集め、ときには狩猟をしながら、食べ物を持って仲間の間を行ったり来たりすることができた。

二足直立という解剖学的特性のせいで、四本足で歩く他の脊椎動物と違って、性行動において向かい合いの性交体位がとられるようになった。このことが、表情の交流を可能にし、合意的コミュニケーション相互作用すなわち言語的相互作用が行われるようになった要因と考えられる。またすでに述べたように、ヒトにおいて咽頭が拡がり、声帯も下がるようになった解剖学的構造は、直立二足歩行によるところが大きい[1]。直立二足歩行によって、ことばを話す喉の構造ができたのである。

表情交換、それに付随するある種の合意的コミュニケーション相互作用がある程度簡単に行われるようになると、女性は発情周期をもつことを止め、シーズンのない性行動につながったと考えられる。

すなわち、生殖を媒介とした愛の協同、このことが社会的結びつきをもたらし、合意的コミュニケーション相互作用を進化させたのである。

男性と女性は、シーズンのない性関係によって結びつけられ、食料分配と子育ての領域で男性が参加するような状況ができる。すなわち社会化が達成される。この社会化が合意的コミュニケーション相互作用、すなわち言語の出現を加速させたと、マトゥラーナは言う。

言語の進化の最初の段階においても、情報伝達手段としてのことばの役割は、ある程度存在したに違いない。しかし、社会化が複雑になればなるほど、コミュニケーション相互作用としての本来のことばの役割以上に、情報伝達手段としての役割が大きくなってきたと考えられる。

しかし、言語の進化にとって重要なものは、やはりコミュニケーション相互作用である。直立二足歩行により前頭前野が大きくなり得たことが、コミュニケーション相互作用を発達させるのに好都合であった。

サルの社会をたばねているボスザルの前頭前野を破壊したら、ボスとしての地位がどんどん下がり最後には群れから追い出されることになる。このような事実より、前頭前野は、社会関係を維持することに関係していることがわかる。すなわち、ヒトの群れにおいて、社会化が進むにつれて前頭前野が発達したことは当然である。

したがって、言語の進化において、コミュニケーション相互作用と前頭前野の発達は、密接な相関関係にあったということができる。

ことばが合意的コミュニケーション相互作用だというのは、話ことばに関してである。ことばといったとき、従来は、話ことばを読み書きことばと一緒にしていたので、この概念がわかりづらかったのである。

ことばとはなにか

マトゥラーナによれば、ことばとは、情報伝達のための指示機能ではなく、合意的コミュニケーション相互作用である。（『認知の生物学』二〇〇―二〇二頁）

ことばとは、感じたことや思ったこと、そして考えたこと、またなんらかの情報を誰かに伝えるものと一般的には考えられている。すなわち、ことばとは情報伝達のための指示的な象徴的システムとみられていた。しかし、進化論的にみて、この認識は誤っているのだとマトゥラーナは指摘する。

ことばの機能は、情報伝達ではなく、合意的コミュニケーション相互作用であるとマトゥラーナはいうのだ。

一般的にはわかりづらい概念だと思われるが、次のふたつのことがらで、ことばは結果としていかにうまく伝わるか、あるいは伝わらなくなるのかを考えてもらいたいと思う。

・小泉純一郎氏の演説

かつて郵政選挙といわれる総選挙で自民党が圧勝した。この総選挙ほど、ことばがただ単に情報を伝えるものではないことを如実に証明したものはない。この原因について、メディアはああでもないこうでもないと論評する。

しかし、この要因ははっきりしている。

郵政民営化法案が参議院で否決され、衆議院解散総選挙となった。選挙の争点として、選挙前の世論調査では、有権者は郵政民営化そのものに対してそれほど関心を示していなかった。にもかかわらず、小泉純一郎氏の自由民主党の歴史的圧勝に終わった。

小泉氏は、長年郵政民営化を主張し続けてきた。政治家生命を賭けた目標でありライフワークであったはずだ。理屈や理論を述べたら、とうとうと話ができたはずである。

しかし、選挙のときは、こういうだけだった。「皆さんが郵便局に預けているお金が特殊法人に流れて無駄使いされている。皆さんの貴重なお金が民間で使われるように民営化するのですよ。官に流れないように元の蛇口を閉めましょう。そうすれば経済は活性化しますよ」。また、公務員の不祥事が次から次へと起こっていることを受け、有権者のプライドをくすぐるように、「官でできることがなぜ民でできないのか、おかしいじゃありませんか」と語りかけたのだ。

そして、さらに簡明に、「郵政を民営化して経済を活性化しよう」、「官から民へ」、これだけを訴えたのである。

この訴えは、国民に理屈を超えて納得できるものであった。すなわち、「小泉純一郎」という話し手の言動は、聞き手である国民に合意を得たのである。

すなわち、言語は、合意的コミュニケーション相互作用の機能を発揮したのである。

これにひきかえ、民主党はどうであったか。小泉氏と比べて、その違いは際立ってまずかった。民主党の幹部は、ことばは情報や考えを伝えるものと認識していたのだ。

小泉氏は、本能的にことばの意味を知っていたかと思えるほどあざやかであった。ことばとは、話し手と聞き手が合意できたときだけ、意味が通じ分かり合える、すなわち相互作用が成立する。ことばとは合意的コミュニケーション相互作用なのだ。

小泉氏の有権者の感性にすんなり入ってくるわかりやすいことばがこの大勝をもたらしたのである。

・携帯電話のメール事件

もう一つの事件は、九州でおこった女子小学生カッターナイフ殺傷事件である。女子小学生が、同じクラスの親友である同級生を学校内で呼び出し、頚動脈をカッターナイフで切り、死なせた事件である。

日頃の会話は、携帯電話のメールだったようだ。殺された女子小学生の父親は、後日、新聞記者のインタビューに答えてこう語っている。「家に遊びに来ていて、娘とゲームなどを仲良くしていた。あの娘があんなことをするなんてまったく信じられない」と。

事件後の識者のコメントも、このようなことがなぜおこったのかを説明できるものではなかった。これは、二人の日頃のメールでのやりとりが問題ではないだろうか。さらに言えば、メールでの会話は本当の会話ではないことが問題ではないだろうか。

面と向かって会わずとも、昔から手紙のやりとりはあった。手紙でやりとりするときは、時間をかけ慎重に内容を吟味し、ことばを選び抜いて使ったように思われる。手紙を交わした後に親しい人を殺傷するようなことはなかったはずだ。

しかし、メールは手紙とは異なる。メールでのやりとりは、面と向かって話をするときのようには、あまり深く考えないでことばを使う。しかも、感情や微妙なニュアンスは伝わらない。お互いが親友であればあるほど、やりとりの食い違い、ことばの送り手と受け手の意識のずれは大きくなる。わかってくれるはずだと思って送ったことばが、無残にもまったく反対の意図をもって返ってくる。この積み重ねは、大変な負の感情を生みだす恨み・憎しみ・ねたみ・ひがみの連鎖につながる。

面と向かって話をしていたら、とっつかみあいのけんかで終わっていたはずなのだ。

ことばとは、感じたこと、思ったこと、考えたこと、そして情報を伝えるものではない。ことばとは、ことばの送り手と受け手のコミュニケーション相互作用である。ことばの送り手と受け手が合意したとき、すなわち分かり合ったときだけ機能するものなのだ。ことばとは、合意的コミュニケーション相互作用である。

・モスコウィッツの報告

ことばが合意的コミュニケーション相互作用であることを、まさに実感できる貴重な経験を言語学者モスコウィッツが報告している。

両親は聾唖だが本人は正常な聴力をもっている男の子は、ひどい喘息のためほとんど一日中家のなかで過ごしていた。両親はその子と手話で通じ合っていたが、英語を学べるように毎日テレビの前に座らせていた。三歳になるまでにその子は、手話を使うことは容易にできるようになったが、英語は理解することも話すこともできなかった。

テレビでは言語学習をするのには不十分である。テレビは問題を問いかけることができるかもしれないが、子どもの答に返答することはできない。子どもの環境にことばがあり、他の人々とことばを使って実際にコミュニケーションすることができてはじめて、子どもは言語を発達させることができるのである。

ことばとはまさに、合意的コミュニケーション相互作用だといえるだろう。

次は、ヒトのみがもち得た言語機能を考えていくうえで、避けて通れない関所をくぐろう。それは、命をかけてことばについて考えていたウィトゲンシュタインの哲学である。

ウィトゲンシュタインの沈黙

聖書に「初めにことばありき」とあるように、西洋では神がそもそもの世界の始まりからことばを与えたことになっている。したがって、西洋人には、世界とことばとは一対一に対応しているという実感がある。

ウィトゲンシュタインも、前半期の『論理哲学論考』(『ウィトゲンシュタイン全集I』、大修館書店、一九七五年)では、そのこだわりでことばを考えていた。したがって、言語とは世界を写しだす鏡であると考えていたようである。つまり、世界のものやことがらがもっている真実を正確に記述し、それ以外の問題、価値に関すること、また倫理的なことなどについては沈黙すべきだと主張した。そして、有名な「語りえぬものには、沈黙しなければならない」ということばを残している。

しかし、晩年になって、ウィトゲンシュタインはそのように考えることには矛盾があることに気づく。

ウィトゲンシュタインの死後、一九五三年に出版された『哲学探究』(『ウィトゲンシュタイン全集Ⅷ』、大修館書店、一九七六年)では、『論理哲学論考』で展開した自論を撤回している。ことばの意味とは、それが指示するものとの対応関係をいうのではなく、ことばの使い方、用法として理解した方がよいのではないかと考えるようになっていた。言語ゲームの概念である。要するに、世の中には何かルールがあり、それを理解して実行していくということである。

ウィトゲンシュタインは、最も原初的な言語ゲームとして、建築家Aとその助手Bとの間の意思疎通の例を挙げる。

Aは石材によって建築を行う。石材には、台石、柱石、石板、梁石がある。BはAに石材を渡さねばならないが、その順番はAがそれらを必要とする順番である。この目的のために、二人は

「台石」、「柱石」、「石板」、「梁石」という語からなる一つの言語を使用する。Aはこれらの語を叫ぶ。Bはそれらの叫びに応じて持っていくように教えられた通りの石材を持っていく。このようにして、建築家と助手の言語ゲームは進行する。

それでは、建築家と助手との言語ゲームが成立するもととなる石材の名前を覚えたり、意味がわかったりするのはどのようにしてか。

机を例にとれば、机を一つだけで定義しようとするとうまくいかない。机と呼ばれるものを順番に次から次へと列挙していく。あるところで、「なーんだ」、わかったという感じになる。机ということばを使っているうちに机の実体がわかってくる。

このように限られた経験から、今後経験されるであろう多くの世界について名前を呼べるようになる。これがことばをわかるということだと、ウィトゲンシュタインは述べている。

さらに、言語は、日常的な使用において意味や価値をもつという考えに傾く。ウィトゲンシュタインは、あるルールにもとづく言語ゲームも、潜在的に複数の様相を呈する場合があり、異なるルールにもとづく異なるゲームに分かれてしまうという。

AさんとBさんがあるところまで共通の認識をもって行動していたはずなのに、気がついたら、Aさんはこっち、Bさんはあっちと、ルールの違いが露わになる。例えば、結婚当初はうまくいっていても、一年か二年経つと、思い違いだったことがはっきりしたりする。そして、AさんとBさんは離婚することとなる。ウィトゲンシュタインはいう。

われわれは、ゲームのルールやテクニックを確立する。しかし、このルールに従おうとしても、予想通りにはことが運ばない。いうならば、われわれは自分たち自身のルールに囚われてしまうのである。これがここでの基本的な事実である。自分のルールに囚われてしまう――このことをわれわれは理解したいと思う。このことを展望したいと思う。（『ヴィトゲンシュタイン全集Ⅷ哲学的探究』一〇四〜一〇五頁）

私たちの営む言語ゲームは、ウィトゲンシュタインのいうように、日常生活でまた仕事上で、そして人生において、なかなかうまく運ばないことが多い。それは当然といえば当然である。命を賭して、言語について考えていたウィトゲンシュタインでさえ、ことばの本質を明らかにできなかったのだ。

第三章　ことばはどのように獲得されるのか

パソコンやいろいろな家庭電化製品そして新車には、必ず取扱い説明書がついている。同じように、子育てにも取り扱い説明書ならぬ育児書が必要な時代になったようだ。

赤ちゃんは放っておいても育っていくものと、以前は考えられていた。しかし、母親が社会進出するようになり、育児は母親だけに任せておくものではなくなった。その結果、育児についていろいろな問題が生じることとなる。このことに関連して、テレビ、ビデオ、ゲーム、ネット、メールなどのＩＴツールが、子どもたちのことばの獲得、ひいてはこころの発達に大きな問題を投げかけているのだ。

人の子どもが動物と違うところは、ことばを獲得しなければならないことである。このことばを獲得するということがどういうことか、いままで正しく理解されていなかったということだ。ことばを獲得するということは、子どもたちのこころをつくっていくということである。

ことばの獲得について、生得説と学習説があるが、話ことばと読み書きのことばを分けないで考えていたから、いささかいい加減なものになっていた。

読み書きのことばは、学習説でほとんど異論はないだろう。

しかし、話ことばに関して、チョムスキーの生得説は、親と乳幼児のやりとりを少し観察するだけでもおかしいと思えるほど、これはどうも怪しいのだ。

乳幼児は、自分たちをとりまく環境の中で、主に親のことばを真似し発語しながら、すなわち母親や父親そして他の人々のことばを模倣しながら、自分のことばとしていく。そして、話ことばを発達させて読み書きの世界へと入っていく。

ことばを獲得するということは、話ことばを獲得してから、読み書きのことばを学習していくということである。この口承世界[1]から識字世界への移行は、自然に行われるので私たちは気づかない。しかし、十分な口承世界の経験と識字世界の学習がともなわないと、子どもたちのことばとこころの発達が不十分なまま見過ごされ、いろいろな問題をはらむことになる。

私たちはことばに取り囲まれて生きている。ことばは、テレビ、ラジオから聴こえてくる。また毎日、新聞を読む。雑誌、本を読む。夫婦、同僚、友達どうしで話をする。そして、仕事上でいろいろな書類を読む。つまり、世の中ことばだらけだ。

ヒトは動物と違って、ことばで過去のことを語り、未来のことを話すことができる。何百年前の古典を読み、その時代にタイムスリップできる。何百年先の未来世界をＳＦ小説で想像できる。このようなことができるのは、ことばというものをわれわれ人類が共有したからだ。

ことばによって私たちの世界は成立している。ことばを使えなくなったら、たちまち世界中は大パニックになるだろう。私たちは、この魔法の力をもつことばの重要性をすっかり忘れてしまった。そして、ことばがどのようにして生まれたのかさえ不問に付し、どのようにして子どもたちがことばを獲得していくのかさえ定かにしてこなかった。

そもそも、ことばは、学習して覚えていくものか、それとも生まれつき備わっているものか。このような学習説と生得説があるのは、ことばを話しことばと読み書きのことばとに区別してこなかったからと考えられる。

読み書きことばである文字は、小学生に入る六歳ころから学習して覚えていく。文字は学習していくものと考えてよいだろう。話ことばは、学習でもなく生得的なものでもなく、親子の共感・共鳴の世界における模倣によって獲得していくものである。

聴音・構音技能の獲得——これは生得的なものと考えてよい

子どもがことばを獲得していく状況を学習とみると、大変なことになってしまう。語彙にとどまらず、意味・文法を含んだ文脈を、年端もいかない子どもが覚えていく過程を理論的・科学的に理解しようとすると、想像を絶して複雑にして困難である。

言語学者ノーム・チョムスキーは、生得的な普遍文法なくして言語能力を説明できないと考えた。微妙にして複雑な言語の論理システムを学習するには適切な試行錯誤が必要であるが、子どもたちはそれとも知らずに、文法規則とその応用の高度な知識を教えられなくとも知っているかのようにみえる。科学者ですら文法規則を発見することが難しいのに、分析能力の明らかに拙い子どもが、たちまち達者にことばを操るようになるのはどうしてか。

こどもが難しい文法・統語をきっちり把握してことばをしゃべれるようになるのは、学習ではどうしても理解できないとチョムスキーはいうのである。要するに生得的な普遍文法の存在は、他になにが可能かという懐疑から生まれたものである。

チョムスキーは、遺伝的同化(2)の証拠を提示することなく、言語の生得説を唱えたのである。言語というものは、生物学的現象であるのに、チョムスキーは言語能力を物理学的現象でとらえようとした。それが不可能であることを悟り、唐突に生得説を唱えたのであろうと思われる。しかし、それなら遺伝的同化が脳の神経組織に厳然と認められなければならない。しかしそんなものはないのだ。

遺伝的同化があるのではないかと考えられるのは普遍文法でなくして、聴音・構音能力である。聴音・構音能力とは、親のことばを聞き取る聴覚と、そのことばを記憶しておく記憶力と、聞き取り記憶したことばを発する運動機能である構語力である。

この聴覚とロー音声システムは、学習が速く、構音が巧みであるだけではとうてい無理なレベルの話であって、一回に一個の音素ごとの知覚分析と発声運動ではどうにもならない。音声識別の単位は数十あり、語をつくる組み合わせは数千あって、毎秒一〇以上の速さで発せられ、聞き取られなければならない。この神業のような能力は、脳の神経構造にインプットされていなければ話にならない。したがって、この音素識別メカニズムと構音技能は、生得的・遺伝的なものといわざるを得ない。

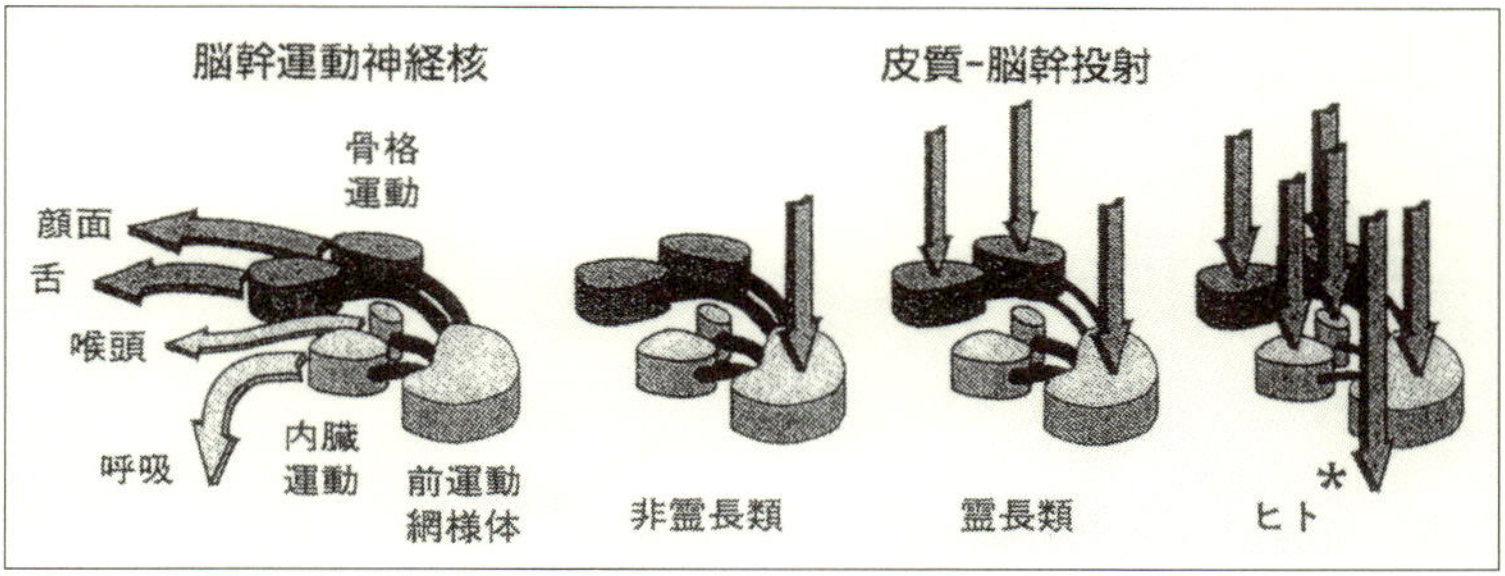

図5

脳幹の構音発声系運動出力に対する皮質制御を増大した二つの進化。これは脳幹に対する大脳皮質のプロポーションの増大による。

（左）顔・顎・舌と喉頭・呼吸の筋群を制御する脳幹神経核群（神経細胞集団）の基本関係。

（右）非霊長類（左）では、構音発声系運動出力への皮質入力は直接的には少なく、多くは間接的に脳幹網様体を経由する。霊長類（中）は前脳が大きくなって皮質投射の競争力が増してきた。ヒト（右）は大量の皮質投射があり、内臓運動系までも広く動員されている。＊印は脊髄の呼吸運動ニューロンへの投射。

（T・W・ディーコン、『ヒトはいかにして人となったか』新曜社、1999年、より許可を得て転載）

顔・顎・舌・唇と喉頭・呼吸の筋群を制御する脳幹神経核群（神経細胞集団）には、非霊長類・霊長類に比べてヒトでは大量の皮質投射があり、内臓運動系[3]まで動員されている。複雑にして精巧な発声には、これらの筋群が協力して働かなければならない。話すというヒトの能力は、すべてこれらのシステムを共通の皮質制御のもとにおいて始めて可能となるのである。（図5）（T・W・ディーコン、『ヒトはいかにして人となったか——言語と脳の共進化』、新曜社、一九九九年）

呼気の発音と吸気の断音との素早い切り替えを、呼吸単位から構音単位に効果的にシフトすることによって、ことばの情報の伝達速度が増大する。そこで、ことばを発するときには、喉頭運動と呼吸との比較的に固定された結合が解かれ、精巧な構音が主となる。ヒトの笑いと泣きは霊長類の叫びのようなもので、音声は途切れ途切れに発せられ、比較的動かない口の形に重なっている。それはボトムアップの内臓駆動型である。発話においてはこの関係が反対になる。比較的遅いトーンの変化と呼気パターンが、口と舌の急速な構音運動にマッチするように、正確なタイミングで従属する。ことばはこのようにトップダウン的な制御である。口と舌の動きを駆動する骨格運動系が呼吸と喉頭運動をも支配する。

優勢な内臓運動系皮質投射を考えると、しばしば気づかれないヒトの発声の特異性が説明できる。なんごといって、生後数ヶ月のヒトの赤ん坊は自発的にかつ絶え間なく発声を試している。それはやがて使うであろうことばの、ほとんどの音素にわたっている。他の哺乳類の赤ん坊はヒトの赤ん坊が発するような非定型的な発声遊びの片鱗さえ示さない。そしてヒトの幼児はなんごを発するのに、特に興奮も驚きも必要がない。むしろ驚いたときには幼児のなんごは定型的な叫び、泣きによって中断される。つまり明らかにヒトのなんごは他の生得的な発声と異なる活動である。それはヒトの音声運動出力が、少なくともその一部は皮質運動系の制御下にあることの最初のサインである。

なんごの最初の出現と発達と音声模倣のタイミングは、皮質運動路の成熟と一致する。新生児は泣き以外にもいろいろ発声するが、なんごの特徴的な音声操作は生後数ヶ月までは現れない。このとき皮質運動路はまさにミエリン髄鞘で被われる。子どもが最初の語を発し、最初の歩行を始めるときには、脳幹と脊髄に随意運動信号を送る軸索は、ほとんど成人なみに有髄化する。

（T・W・ディーコン、『ヒトはいかにして人となったか――言語と脳の共進化』）

ヒトの進化史で、あるときことばが突然現れた形跡はない。音声操作の能力は一〇〇万年以上にわたって連続的な発達過程をとったようである。

自動化された呼吸を皮質制御が乗っ取ることは、幼児期からの必須課題であるといえる。そしてまた、この構音技能を獲得した時点で、乳幼児は周りの状況や情況を把握している、あるいは理解できるようになっているという。（M.Donaldson, *Children's Mind*, New York,Norton,1987.）

相互模倣ゲーム

高木隆郎は、ケスラーの「自閉度」という概念を紹介し、もっとも自閉度の高い段階は新生児であり、子どもが発達するにつれて自閉の程度を減じていくという。子どもが生まれたときに対人関係はまったく成立せず、完全に自閉的であることは当然のことではないかとも述べている。[五]

しかし、一九八三年、メルチョフとムーアは、生後平均三二時間の新生児四〇人――最年少は生後四二分――で、口の開閉、舌、唇の突出しなどの顔面運動を模倣することができるという事実を発見した。[4][七]

そして、乳児が親を模倣するのと同時に、親も乳児を模倣することを明らかにした。この母子で模倣するという相互模倣ゲームは、乳児と親の双方が共通の行為――母親と乳児の身体運動が適合したとき、その行為が母親と乳児で同等であるということ――を認識できるため、初期コミュニケーションにおいて、非常に有意義な方法である。

相互模倣ゲームは大人と子どもとのあいだの同一性を確認するものであり、生後早期の親子の相互作用にとって、必要欠くべからざるものと考えられる。乳児と母親との間での顔面運動の模倣の交換は、共感を生み出す重要な生物学的反応である。

乳児は生後間もなく、他者の行動に対して自分自身が類似の行動をすることで答えることを示し、さらに、このことは他者の行動と乳児自身の行動や内的状態との間の転写の存在を表わしている。このプロセスはいわば双方向である。すなわち、乳児は大人を模倣するだけではなく、大人が乳児を模倣しているときについても認識しているはずである。乳児の行動と大人の行動は同じなのだ。

また、メルチョフは、自分と他者が一致していると一四ヶ月児が認識できるかどうか、実験によって確かめた。

もし自分の行為を模倣されていると子どもが認識することができれば、子どもは模倣している大人を見ることを好み、その大人により多く微笑みかけるものである。さらに、子どもはこの微笑みを用いて自己と他者との間の関係を調査する。たとえば、子どもは、模倣している大人が自分の行為をまだ確認し続けているかどうか照合するために、突然、予期し得ない動きをすることで自分の行為を変化させる。これは自己と世界との間の関係を調査する方法として「大人を理解する」ものである。

実験の結果、乳児は模倣しない大人よりも模倣する大人の方を圧倒的に好むということがわかった。乳児は模倣している大人の方を有意に長く見るとともに、模倣している大人に向かって微笑みかけたり、気をひく「テスト」行動をすることがより多かった（八）。

健常児が選択肢を与えられたとき、自分に一致させる大人に好んで注目し、よりこの大人に微笑みかけることを示している。乳児は、見たり微笑みかける量を増加させ、同じ方法／様式／形式で行っている大人に社会的に応答する。言語を話すようになる前でさえ、健常児はこの他者との「有意味な接触」に気づき、その重要性を高く評価しているようだ。

相互模倣ゲームにおいて、相互模倣によるやりとりが欠如している、あるいは少ない場合、あからさまに乳児の側にその原因があると考える傾向があるのはなぜだろうか。相互模倣の失敗は、子どもの社会的理解が不十分であったり、子どものコミュニケーション能力に欠陥をもたらしたりする。このような子どもに表れる欠陥の責のすべてを、果たして子どもが負わねばならないのだろうか。相互模倣ゲーム失敗の原因の多くは、親の側にもあるのではないだろうか。しかし、親の側に原因を求めることはまれである。

子どもの側に原因を求めるとすると、生得的なもの、すなわち脳の機能障害という確たる証拠もないものに帰することになる。

乳児は大人の顔の表情を構成するもの――唇の位置や眉の位置など――を模倣することができる。このように、乳児が自分の顔を大人の情動表現に合わせることは、乳児自身の情動状態に影響を与えることとなる。運動・行動の模倣は、他者の内的状態を「伝達」し、自分自身が体験した精神状態となるようにする架け橋である。乳児が模倣できるという発見は、模倣が親と子どもとの間の情動を転移させることを可能にするものである。親の無表情も子どもは真似るのである。

親がしたある表情を子どもは真似るし、それに対応した精神状態や生理学的反応を子どもに引き起こすのである。

話ことばは、親子の共感・共鳴の世界、親子の同期によって生まれる

乳幼児がことばを獲得していくということは、意味を訊くことだと、野村庄吾は『乳幼児の世界――こころの発達』で述べている。意味を訊くということは、それを発したものと訊いているものが意味を共有することである。

乳幼児が母親の話を聞いているとき、あたかも母親が自分の体内でしゃべっているかのように感じているはずである。乳幼児も自分の体内で母親のようにしゃべっていると考えてよい。このようなとき、本当に意味の世界を共有できているといえる。母親が乳幼児のことばを聞くときも同じことが起こっているといってよい。後に述べる母親と乳幼児が同期するという現象が起こっているのである。

乳幼児が母親と動作や状況・情況を「共有する状態」である。その頃、なんごがしだいにはっきりしてくる。最初の赤ちゃんの発声は、他者に何かを伝達するというよりも、母親と何かを共有するものである。

物と人は「向かい合う」関係にあるが、赤ちゃんと母親は同じ動作をするので、これを「ならびあう」関係と呼ぶ。赤ちゃんと母親の共感・共鳴の世界は、まさにこのならびあう関係によって成立している。

すなわち、お母さんと赤ちゃんが、意味を共有すること、共感・共鳴の関係をつくることである。「イナイイナイバー」などの親子の遊びのなかから生じた共感・共鳴の関係が、模倣に進む。一歳半ごろの子にお母さんがスプーンで食べさせてやると、反対にお母さんの口元にスプーンを持っていき食べよと要求する動作がみられる。また、二歳前の子に、ボールを転がしてやると、今度はこちらへボールを転がそうとする。このような「ちょうだい」のもらう側と、「どうぞ」の与える側の「やりもらいの関係」は、人と人とのコミュニケーションができていることを現している。人がことばをやりとりするのも、食べ物のやりとりも、ボールのやりとりも、すべて同じ関係にある。

この「やりもらいの関係」は、ことばそのものの働きと似ている。ことばには、必ず「～が～に～をする」というような文脈があるが、その～部へいろいろなことばを入れ替えることで文が成立する。

ことばの働きと「やりもらいの関係」とは、同じ関係なのだ。つまり、「お母さんがクミちゃんにおもちゃをあげる」という文脈があり、「クミちゃんがお母さんに」というように入れ替えることもできる。ボールころがしにしろ、電話遊びにしろ、子どもは遊びのなかでこのような文脈を実践的に理解していく。

母親と乳幼児が見つめ合う行為を二項関係といい、この二項関係に物が加われば三項関係といって、母親がある物体に注意を向けたとき、乳幼児もその物に注意を向ける。対象への注意が共有され、母親が注意を向けた物に乳幼児も関心をもつことが、社会への接点になる。三項関係とは、注意の共有を通して意味の共同化をもたらし、親子の間に共感をも生み出す。この二項関係から三項関係に移るとき共感が生まれるのである。人類の乳幼児は母親との信頼関係により、仰向けの姿勢ができるようになり、加えて、足を投げ出して座ることもでき、自由な両手の使用とまなざしによるコミュニケーションを手に入れた。これが指さしへと発達したと考えられる。

指さしの行動がでてきたとき、ことばがでていなくとも、物を何かで代表することができるようになっている。ただ、指さしは、実際にその事物や人が目の前に存在するときに限って生じるが、ことばは、その相手の物や人がいなくても使うことができる。

だから、乳幼児がことばに必要な条件をそなえるには、何かを何かに見立てるという遊びや、何かのふりをするという行動が必要になる。「象徴遊び」と呼ばれるこれらの行為は、ことばに必要な象徴という概念がそなわったことを示している。

「共感・共鳴の関係」、「やりもらいの関係」、「指さし行動」、「象徴遊び」が成立することは、ことばの世界に着実に近づいていることを示している。これらのなかで、「共感・共鳴の関係」、「やりもらいの関係」は、特にことば以前のことばであり、ことばが獲得されてもなお、真のことばを支えている基盤である。

ことばを教えこもうとしたり、強制しようとしても、子どもはしゃべらない。親子の共感・共鳴の関係が、子どもたちのことばの獲得に欠かせない。この親子の共感・共鳴の関係は、親子のリズムの同期と同じ概念であり、乳児と母親との相互模倣ゲームにより引き出されるものである。また、これが合意的コミュニケーション相互作用といえる。

リズムと自己組織化

数理生物学が担う非線形科学の進展とともに、生物学、脳科学の分野においても、リズムと同期の理論は不可欠のものとなりつつある[5]。

リズムはそれぞれ固有の周期をもっている。二つのリズムが相互作用すると、周期がピタリと一致して歩調関係は少しも乱れない。これが同期現象である。

地球の公転や自転の周期性からくる自然のリズムは、さておき、呼吸や心拍、細胞膜や生化学反応に基づくものなど、生命過程に由来するリズムはさまざまなものがある。そのなかで、親子のリズムとリズムが影響しあうことから生じる同期という自己組織化現象は、乳児期の親子の相互模倣ゲームを基盤に生じる。

幼児期の親子の「共感・共鳴の関係」、「やりもらいの関係」は、相互模倣ゲームに基づく親子のリズムの同期現象である。模倣という話ことば獲得過程におけるプロセスは、親子でシンクロ(同期)し、模倣されたことばは、そのつど幼児の論理的汎化・範疇的汎化機能(次節参照)を構築しながら、脳神経ネットワークの一員となりつつ、徐々にこころを形成していく[6]。

親子のリズム周期の違いが大きければ、それに見合うだけの相互作用の強さがなければ同期は起こらない。しかし、同期状態では、リズムが互いに相手の行動を知っているかのように振る舞うものであるから、相互作用が微弱であっても同期はしばしば起こり得る。

幼児にとって、この世界は興味をそそるものではあっても、理解しづらいものであるに違いない。身の回りの事物との関わりのなかで、いろいろな状況・情況が生まれる。このとき母親のふるまいやことばが唯一の道しるべとなる。母親が表現したことばはそのときその場の状況・情況を表わすものである。幼児は母親と共通の経験をしているのであるから、親子に共感・共鳴の関係があれば、母親が発したことばは、そのまま幼児のことばとして脳にインプットされたことになる。母親の経験はことばに表され、その経験は幼児も同じように経験しており、親子で経験した共通の現実が母親のことばになり、模倣により幼児のことばとなる。母親の経験は、つじつまの合う論理としてことばになり、幼児のことばとなるのである。幼児のことばの構築は、このようにして母親の論理であることばが幼児の神経ネットワークの一員となる。すなわち、幼児が論理的にことばを構築していくのではなく、母親の論理が幼児のことばとなるのである。したがって、幼児に生じる論理的汎化機能とは、母親の論理そのものがことばになったものである。

したがって、親子の相互模倣ゲームという相互作用が、「共感・共鳴の世界」なる親子の同期現象を生み出し、親子の同期により模倣されたことばは論理的汎化機能により、幼児のことばとなりこころとなっていくのである。

これが、時間領域における自己組織化現象である。二歳前後からみられる爆発的なことばの獲得は、同期という自己組織化現象、創発[7]に由来するものである。

親子の同期現象の欠如は、自閉症の原因となる。このような非線形科学の視点が、今後の自閉症研究にとって必要欠くべからざるものになると考える。

話ことばの獲得――親子の同期に基づく模倣とア・プリオリな範疇的・論理的汎化機能

アメリカの言語学の大家チョムスキーは、世界中の子供が複雑な文法を例外なく苦もなく理解し長い文章を話すことができるようになるのは生まれつき備わった能力としかいいようがないという理由で、ことばの獲得は生得的なものであると考えた。子どもたちが、は、が、に、をなどの助詞、そして時制などを適切に使い正しい文法を習得していく能力は、生まれつきに備わったものであるというのだ。

チョムスキーの生得説を信じて、言語から脳科学を研究している酒井邦嘉はその根拠として、次のような事例をあげている。（『言語の脳科学』、中公新書、二〇〇二年）

「太郎は学校へ行った」

「太郎が学校へ行った」

という二つのことばを、幼児が自然に使うようになっていくことは、それほど不思議なことではない。しかし、

「誰が学校へ行ったの？」は使うようになり、

「誰は学校へ行ったの？」は使うようにならないのは、親が教えるわけではなく、自然に習得していくとは考えられないということから、生成文法を習得する能力は、生得的なものとしている。

しかし、はたしてそうだろうか。

先ほど述べたように、ことばは、親あるいは養育者と幼児との合意的コミュニケーション相互作用で習得されていくのだ。「太郎は学校へ行った」も、「太郎が学校へ行った」も親から聴き、

幼児の脳に納得したものとしてインプットされていく。そして、「誰が学校へ行ったの？」も親から聴き幼児の脳に納得したものとしてインプットされる。しかし、「誰は学校へ行ったの？」は、親から聴くこともなく、幼児の脳に合意され習得されることもない。

幼児が耳にすることばは、それほど多くなく不完全であるのに、言語の発達過程において、幼児はどうしてほとんど無限に近い文を理解し話したりできるようになるのか。チョムスキーと同じく、古くから、「プラトンの問題」として、ギリシャの哲学者プラトンも疑義を投げかけている。

汎化機能

五感で感受した映像や音などから生じたイメージは保存され、乳幼児はことばが発生する前に、具体的概念としてひとつの認識パターンを作りあげていく。そして、ことばに置き換える作業が生活の中で主流を占めていく。

この具体的概念からことばである象徴的概念への変換は、範疇的汎化・論理的汎化（後出）というプロセスのもとにア・プリオリに進行する。この汎化機能は、推理や思考という脳機能を含んでおり、子どもが自らの力で獲得していく言語能力で、社会常識を生み出すものである。チョムスキーは、この能力を生得的なものと考えたのであろうが、この言語獲得過程は学習といったほうがよいのである。

神経生物学者であり、進化人類学者であるディーコンは、チョムスキーの生得説に「チョムスキーの逆立ち」という表現で異議申し立てをしている。（『ヒトはいかにして人となったか——言語と脳の共進化』）

子どもたちが話ことばをどうやって身につけていくのか。ここで、話ことばを覚えると言わないで、敢えて身につけると表現したことについて注意していただきたい。

赤ちゃんは、お母さんやお父さんが話していることばを聴きながら、聴覚を鍛えていく。聴く力ができてくるにしたがい、発語するために舌や唇や喉頭の筋肉、上下顎の筋肉、口腔内が発達してくる。そして、なんごという赤ちゃんことばを発するようになってくる。

自分で発語できるようになってくるころには、赤ちゃんは、周りの状況や情況を把握できるようになっているという。そうすると、お母さんの発することばを、状況や情況に応じて模倣する。例えば、犬を見て、お母さんが発する「ワンワン」・「犬」ということばを真似して発語し、意識することもなく自然に覚えていく。そして、犬とよばれるものを次から次へと見ていくにつれ、小さいのもいれば大きいのもいること、また白いのや黒いのがおりいろいろな色をしていること、猫とは違う泣き方をすることなど犬の具体的概念が自然にでき上がっていく。それと同じで、お母さんがいろいろな花を見て、「きれいな花ね」と言えば「花」という概念ができ上がっていく。そして、あるときされいな花を見て、お母さんが言った「きれいな花」ということばを真似して覚えていく。

このように実体験で知覚（五感）を通して、ことばを獲得していく。しかし、ここで、お母さんと共感・共鳴の関係、世界ができていないと、赤ちゃんはなかなかお母さんのことばを模倣しない。模倣するとしても、赤ちゃんのいのちに関係する「マンマ」くらいかもしれない。

二歳、三歳の子どもが、お母さん、お父さんと共感・共鳴の世界をもち、次から次へと訪れるいろいろな状況や情況に即して、いろいろなもの、ものごとの具体的な概念をつくり上げていく。そして、それに合わせたお母さんやお父さんの発することばを模倣していく。実生活のなかで実体験する五感を通して自然とものとものごとの概念化と、それに付随することばを獲得していく。このとき、ことばの意味は当然理解しているのである。この子どもが自然にことばを獲得していく力を無視してお母さんがことばを無理やり教えようとすると、問題が生じることになる。

実際に、三歳の子ども、寛太君が発したことばをならべてみよう。

「大きいね」「小さいね」「美味しい」「いっしょにやろうね」「歩こう」「ママと歩こう」「おもちゃをかたづけなさい」「おもちゃをかたづけよう」「お先に」「寛太のシャツ」「寛太のくつがない」「パパのパソコン」「ママの服」「また、遊びにいくからね」「いっしょに力を合わせてやろうね」「パパ、ママ、動物園にいこうよ」「また、パパとママと寛太とおばあちゃんのおうちにいくからね」。

パパが運転している車に自分も乗っていて、バイキン星という遊園地に特別につれていってほしいとき、しおらしく敬語まで使う。「パパ、バイキン星につれていってください。お願いします」。

これらのことばは、実は発せられるまでバラバラであるが、状況や情況に応じて発せられたとき、単語どうしは関係をもって発せられている。バラバラであったことばがいちど文脈のなかで状況や情況に応じて適切に発せられたなら、その文脈の中で組み合わせられたことばは全体として統制されており、文脈は論理的なものとなっている。統語や文法は、発せられた文脈では、論理的に間違っていない。文脈は文法的に統語されており、全体として統合されているのである。

寛太くんが、「おばあちゃんがいくまで待っている」と言わなければならないとき、「おばあちゃんがくるまで待っている」と間違えることがおこる。この時点では、まだ「いく」と「くる」の使い方がわかっていない。この「いく」と「くる」は、いろいろな状況で何回も聞いて使っているうちに正しく使えるようになっていく。このとき、「いく」と「くる」の使い方の違いを教えると問題が生じるのである。

このように、記号システムである言語システムは、そのときの状況や情況に応じて発せられた文脈で適切な文法・統語のもとに正しい使われ方がされている。この話ことばの習得は、親が教えて成就し得る学習ではなく、模倣であり経験である。状況や情況に即して、会得したことばのなかから判断し選択して使うのである。このことばを判断し選択して使うという行為は、まさにこどもの自立した意識、こころである。このとき、親が無理して教えようとすると、問題が生じる。

また、遅延模倣といって、「まあ、いいか」、「あっ！　そうなのか」など大人が発したことばを覚えていて、後から独り言のようになにげなくつぶやいているときがある。

そして、いままでわからなかったパパとおじいちゃんの関係が何となく理解できたとき、「パパとじいじいは仲間なんや」とつぶやく。

このように、子どもは、いろいろな移りゆく状況や情況を刻々と判断している。

この話ことばの記号システムは、学習によってでき上がるものではなく、ことばを発する親とことばを訊く子どもの意味を共有する共感・共鳴の関係がつくり上げる言語システムである。親子の共感・共鳴の世界、親子の同期における模倣によって自然に獲得されていく論理的な自動統合システムということができる。

この言語システムであることばとことばの関係は、具体的概念がことばという象徴的概念に置き換わり、意味をもった状況・情況をつくりだしていく。「ママとパパと一緒に今日お昼から公園に遊びに行く」「大阪の百貨店へ買い物に行く」という文脈は、それぞれの状況に応じて意味をもった正しい文脈をつくりだしている。これらのことばとことばの関係は、いわゆる学習したものではなく、状況・情況に応じてママやパパのことばの意味を共有し、それを真似して獲得していったものである。このことばとことばの関係は、全体として意味をもった論理的に正しい文脈を構成し、文法や統語は当然正しいものになっている。かりに、文法・統語に少し誤りがあっても、徐々に修正されていく。

「これ美味しい」「美味しいお菓子を〜ちゃんにあげる」「このチョコレートは美味しいね」「美味しいチョコレートもらってうれしいな」などの文脈は、バラバラのことばがそれぞれに結びついてある状況・情況をつくりだしている。

このような言語システムは、閉じられた論理的関係を構築するシステムである。言語システムが構築されるまでの具体的な実体験のそれぞれである、「美味しい」「お菓子」「チョコレート」

「うれしい」「あげる」「もらう」などは、単一のことばとして保存され、新たな状況・情況が訪れたとき、これらのことばどうしは結びつき、新しい関係をつくり上げるのである。このとき、全体として意味をもった、文法的に統語された文脈として登場する。具体的実体験である概念が、語彙として、文脈として、一つの概念に置き換わるのであるが、文脈になったときは、一つの状況や情況を表すものとなる。ディーコンは、この記号システムである言語システムの機能を範疇的汎化・論理的汎化と名づけた。

話ことばを獲得するということは、神経システムに範疇的汎化・論理的汎化という機能をもった言語システムができ上がったことを意味する。範疇的汎化とは、ものやものごとに対して具体的概念に一致した象徴的概念の記号であることばが、品詞別に組織されるということである。たとえば、犬のイメージである具体的概念と、犬ということばの象徴的概念が一致して名詞群を形成する。吠えている、走っているという行為を現す動詞は動詞群を、可愛い、怖い、きれいなどという形容詞は形容詞群を、助詞は概念を表すのではなく文脈の中で統語作用をもったことばとして使われ助詞群を形成する。

文脈と範疇的汎化

犬のポチが車にひかれてけがをした。お父さんと遠くの獣医さんへ連れていった。治療をしてもらうため毎日通いおよそ一ヶ月治るのにかかった。しかし、今は元気である。この一連のできごとには、①ポチが車にひかれたため、けがをした。②けがをしたため、獣医さんへつれていっ連鎖が含まれている。

この四つの文脈のそれぞれは、範疇的汎化によって形成されている言語システムのなかから選別されたことばが結びついて、一つのまとまった具体的事実を表現している。これらの文脈は、論理的に間違っていない。原因と結果に整合性があり、論理的汎化という言語システムの機能を果たしている。二歳は無理としても三歳の幼児であれば、しゃべれる内容である。

幼児の話ことばがもっている範疇的・論理的汎化という機能は、新しくことばを獲得していくごとに、そのときどきで言語システムは一つに統合されていくということである。論理的汎化という機能は、一人称の自己が成立しつつあるということである。

しかし、ポチ、車にひかれた、けが、獣医さん、けがを治す、けがを治すためには何日もかかる、元気である、このようなことばが言語システムに組みこまれていても、このような複数の因果関係の連鎖をまとめて話すことは、三歳の幼児にはできない。読み書きができる子どもでないと難しい。時間の流れがある複数の文脈を話すのは、ことばの蓄積があっても、時間の感覚がまだ備わっていない三、四歳の子どもでは難しい。

ポチに起こった一連の記述は、過去から現在にいたる愛犬ポチの様子を子どもが考えながら描写しなければならない。考えながら話すということは、時間を意識してものごとの経過を描写することである。読み書きのできる子どもでないと難しい。

相互模倣ゲーム・共感共鳴の関係——母子の同期・自己組織化という一連のプロセスは、話ことば獲得のエッセンスである。

教育と汎化機能の関係

範疇的・論理的汎化機能は、親の教えこむという行為の介入が過ぎると、うまく作用せず、生活体験から得られる常識が発達しない。そして、自分で判断して概念の幅を広くする能力が育たない。ことばというものは教えこまなくてもあらゆる人種が自然に獲得するものである。ものごとの概念化は、教えこんで身につくものではない。乳幼児は自発的に学習するのである。それが乳幼児がア・プリオリに保持している範疇的・論理的汎化機能である。

乳児には母親との十分な時間を、幼児には遊びの環境を整えることが必要である。範疇的・論理的汎化機能を養うため、推理・推測に富んだごっこ遊びの重要性が指摘される。

一歳から三歳までの教えこみは、ことばは話せるアスペルガー症候群に移行していく。長時間のテレビづけも親の教えこみと同様に、(まえがきの注(1))因果関係がわからない判断力が育たない子ども——アスペルガー障害児にしてしまうのである。

また、〇歳から一歳までの時期に、親子のリズム同期の欠如があれば、いわゆることばを喋れない完全な自閉症児をつくってしまう。ことばが発生してもオウム返しのことばとなり、ことばの意味が構築されない。そして、一度発生したことばがしばらくすると消えていく。ことばとして機能しないから消えていくのである。意味のないもの、必要でないものは生活の中に定着しないので、他人との意思疎通の手段とならず、意味のないものとして消えていく。

ことばの発生しない自閉症、ことばの意味が理解できないアスペルガー症候群の病理は、ことばの発達を専門に研究しているものにとっては明白であるが、自閉症専門家はこの事実をなかなか理解できないのである。学者はことばの発達を研究する専門家足り得ないからである。

乳幼児のときの親の教えこみ、テレビの長時間視聴は、推理・推測という行為ができないアスペルガー症候群、そして親子のリズムの同期欠如は、自閉症の発症につながるのである。

情動的コミュニケーションと象徴的コミュニケーション

いままで、話ことばは、赤ちゃんとお母さんとの、共感・共鳴の関係、同期から生じる模倣によって獲得されたことば、そしてそのことばどうしの範疇的・論理的汎化機能である自己組織化によって構築されてくるものであることを述べた。

赤ちゃんのとき豊かにもち合わせていた親との共感・共鳴の世界は、話ことばを獲得していくにつれて徐々に失われていく。それは自然の成り行きであり、親以外の人や物との関わりを重ね経験を増していき、読み書きのことばへと入っていくのである。話ことばは、直接に相手と接し経験そのものを身につけていく世界であるが、読み書きのことばは、自己を確立し間接的に相手と関わっていくことを学ぶ世界である。このような口承世界から識字世界への移行は、本来私たちが気づくことなく自然に進行していく。誰もが意識することなく経過していく過程であるがゆえに、この状況・情況についての知識があまりにも不足しており、重大な問題をはらんでいるのである。

ＩＴ革命に曝《さら》される以前の社会では、発達障害、引きこもり、凶悪少年犯罪など少年たちの不幸なできごとは、周産期のトラブルか、例外的な子育ての失敗から生じるまれなものといってよかった。しかし、ＩＴ社会真っただ中にある現在、これら少年たちの不幸なできごとは、以前と比べようがないほど激増しており、口承世界から識字世界への自然な移行が健全なかたちで行われていないと思われる事態が生じつつある。

そこで、口承世界と識字世界において獲得されていくことばとそれにともなうこころの発達がどのような関係にあるのかを考えてみることが必要になってくる。

口承世界と識字世界

この問題に糸口を与えてくれるのは、一九三〇年代に行われたソビエトの心理学者アレクサンドル・ルリアの研究『認識の史的発達』（明治図書出版、森岡修一訳、一九七六年）である。ルリアは、ソビエト連邦のウズベキスタンとキルギスの人里離れた地域に住んでいる農民——ほとんどが文盲で数人がほんの少し読み書きの知識があった——を対象に、次のような一連の調査を行った。

彼は、農民にインタビューするにあたって彼らがくつろげるような環境をつくり、彼らのものの考え方、感じ方がわかるように、抽象化、一般化、範疇化、定義づけ、推論、自己意識といった思考状況が明らかになるよう工夫された設問をつくり、彼らのこころ、精神の状態ともいうべきものを導きだすことに成功した。

そもそも口承世界では、実際の現実世界で経験したことがすべてであるといえる。経験に代わり得る重大なものはなにも存在しない。ある対象のもつ意味を子どもと母親が分かち合う関係が生じるためには、関心・興味が共有できなければならない（第六章「指さしをしない」の項に出てくるジョイント・アテンションという概念である）。関心・興味が共有できて始めて、母親の声がけに対して子どもの模倣が生じる。

ある対象に対して、子どもと母親が注意をひとつにし、その面白い、共に共感したことに興味を分かち合い、それに対して母親が声がけすると子どもも真似をして発語する。これが、話ことばの真髄である合意的コミュニケーション相互作用、すなわち親子の同期であり、情動的コミュニケーションである。

この情動的コミュニケーションの成立には、「甘える・甘えられる」関係と、それによって育まれていく母子の基本的信頼感が不可欠である。

口承世界では、家族とともに過ごす毎日の生活でことばを覚えていくのだが、メルチョフとムーアの「相互模倣ゲーム」と、野村庄吾のことば以前のことばである「共感・共鳴の世界」と「やりもらいの関係」によって親子の共感と同期が築かれ、ことばの模倣がはじまる。この二つのコミュニケーション概念は、情動的コミュニケーションであり、口承世界の一人称の意識状態の基礎である。社会の価値観を抜きに自分を受け入れてくれる親の存在、基地化ともいうべきものである。

集団生活で母子の共感が得られ、安心感が子どもを後押しすれば、子どもは自信をもって冒険の旅に出られる。すなわち、イニシアチブをとって行動できるのである。一人称の意識状態の確立である。実際の経験によって獲得した言動・行動をフルに使って、生きていける。

社会のいろいろな決まりや規則も、現実の生活において、実際に起こった事件やことがらから自然に学んでいくので、母子の共感関係が築かれていないと、子どもにそのような決まりや規則も自然に身につかない。

また、良心や罪悪感といった社会生活に絶対的に必要な概念も、何度も周囲で繰り返される正しい行動を見ることにより経験として身についていく。話ことばの獲得と同じように、周囲の人間との共感・共鳴の世界で、彼らの正しい行動を模倣していく。すなわち、実例から自然に学んでいくのであるから、やはり親子の共感関係が成立していないと、正しい概念の獲得は難しい。

口承世界で築かれない抽象化・範疇化・一般化・定義づけ・推論・想像・自己意識などの概念は、すべて識字世界で身につくといってよい。ただ、推理、範疇化や一般化という概念の基本だけは、話ことばを習得・獲得していく過程において、自然に習得されていくものである。

状況を把握し、その状況を表現しようと思えば、主部と述部の表現が必要であり、名詞、形容詞、動詞、助詞の範疇化が論理的にまとまりをもって身についてこなければならない。したがって、推理、範疇化・一般化という概念は、話ことばであっても記号システムの基本として組みこまれている概念でもある。

口承世界に完全にとどまる文盲の農民たちは、隣人や同僚の長所や欠点であれば容易に観察し指摘することができた。しかし、自分の性格特徴とか長所・欠点についての質問に対しては、その意味さえ理解することができず、自分自身の精神的な特徴について考えることさえ拒否してしまった。そして、欠点ということを物質的欠乏や衣服や住居の欠点だと勘違いしていた。口承世界での経験そのものの意識状態は、私を一人称としてみているだけである。自己分析も自己意識も生まれないのである。

しかし、読み書きがある程度できるようになると、自己評価の内容となっていた物質的欠乏や個人的困窮を指摘するということはなくなり、自分の日常的な社会的行動の問題点を指摘し得るようになってくる。

そして、集団組織のなかでの自分自身に対する評価、処遇といったことから、自分自身を意識的に分析することを行うようになる。これは、現実の生活領域における自己分析といえるが、内面的な自己分析へ達する萌芽とみることができる。また、他人に対する態度のなかに、自分自身の内的世界を反映するような新しい心理学的特質を定式化するといったことがみられるようになってくる。

識字化にともなう意識とはどのようなものだろうか。

口承世界では、私を一人称としてみているだけであるが、読み書きをすることにつれて、書いてあることを何回も好きなだけ読むことができ、頭の中でひっくり返し、推論し、範疇化することを学んでいく。脳内で抽象思考を繰り返すことになる。

ある物を見ると、範疇化したり、一般化したり、推論したり、想像したり、定義したり、要するに観察できるようになる。また、ある事件、たとえば同僚が喧嘩をしているといった事態に遭遇すれば、同じようにこの喧嘩を抽象化して観察することができるようになる。したがって、識字化された意識とは、私を一人称と三人称が統合されたものとしてみることが可能になることである。

私は私自身であると同時に、私自身として観察することもできる。前者の場合は私は「私」そのものであるが、後者の場合は私は「彼」にもなれる。私が主体と客体に分離して、主体がしばしば客体に黙って話しかけること、すなわち、主体が、普通の日常生活をしている客体を観察すること、このような意識状態を識字化された意識状態ということができる。

一人称（主体）と三人称（客体）の統合された意識状態で、自己分析と自己意識がはじめて生じてくるのである。

マトゥラーナの認知理論（第五章）は、識字世界において獲得される象徴的コミュニケーションを意味するもので、一人称と三人称の統合された意識状態を表わす。

話ことばを獲得していないと、一人称の意識状態が形成されないので、象徴的コミュニケーションであるマトゥラーナの認知の世界に入っていかれない。観察、自己意識、抽象思考、推論、想像、人格形成などの領域に入っていけないのである。

象徴的コミュニケーションは、識字世界の主役であり、マトゥラーナの認知理論を構成することとなる。マトゥラーナの認知理論が身につくには、口承世界の情動的コミュニケーションが深く身についていなければならない。

合意的コミュニケーション相互作用であることばの意味

親子の共感・共鳴の関係が築かれ、模倣によって得られる話ことばの経験なくしては、読み書きのことばが成立することの難しさ、そして、口承世界に加えて識字世界なくしては、自己意識、人格の形成が困難なことを述べたが、私たちのこころ、人格の形成といった精神の問題は、ことばの発達史とほとんど同じといってよい。

私たちは、言語という読み書きのことばを武器として自分をかため、自己意識を高めていく。それによってより広い範囲の人々とも交わり、複雑な現代社会のなかで適応していく。しかし、こころの発達にとって最も必要である他者との共感・共鳴の世界を捨てていくことにつながるのである。それが人間の子どもにとっての社会的適応というものかもしれないが、少し悲しい現実なのである。

しかし、大人になってもその世界が完全に消え去るものではない。野村庄吾がいうように、ことばの共感・共鳴の世界を蘇らせ、失われた「ことだま」をよび出して、いま私たちの使っている一人歩きのことばに、もう一度こころを入れていく必要があるようだ。ともあれ、乳幼児は、共感と共鳴の世界のなかで、いとも簡単に自国語を獲得するようにみえる。

ことばの指示機能としての働きはともかく、合意的コミュニケーション相互作用としての働きをいま一度想いおこそうではないか。

私たちは誰かと話をするとき、相手が微笑みを浮かべて聴いてくれたら、非常に話しやすく話がはずむ。商談だったら、相手の術中にはまってしまうかもしれない。

相手の態度が自分の話にいかにも無関心であったら話しづらく、話は直ぐに途絶えてしまうだろう。商談だったら、壊れてしまうこと間違いない。

また反対に、話をするときにっこり笑みを浮かべて、親しみやすく話をすれば、相手の表情が最初は打ち解けない硬い感じであっても、そのうち相手の態度は変わってくる。商談であれば成功に終わること必須である。また、相手が当然受け入れてくれそうなことを話していても、ぶっきらぼうに無愛想に話せば、拒否されるかもしれない。

そして、話を聴くとき、相手の話に相づちをうったり、相手の話のポイントのことばを繰り返したりすれば、相手は興に乗って話をすることができ、会話は弾む。話し上手とは、話の内容はともかく聞き上手であることである。

このように、普段の会話も、共感・共鳴の関係を築くことが大切なのだが、ついつい私たちはこのことを忘れがちだ。

◆◆コラム◆◆ 非線形科学からみた親子の同期によることば獲得のメカニズム

こころをもたず命も欠いた自然界の物質ですら、互いに相互作用を行い自然発生的に同期する。光子や電子は、波であり、波の山と谷が一致することを同期という。光子が同期すればレザー光線であり、電子が超低温で同期すれば超伝導となる。

レザーが強力な光の束になるのも、超低温で電気抵抗がゼロになる超伝導が起こるのも、すべて光子や電子の同期現象である。これらの能力は、知性はもちろん、生命や自然選択とも無関係である。それは、森羅万象の源《みなもと》である数学と物理学の法則に基づく自然現象である。複数の対象が存在するとき、それぞれの対象がもつリズムどうしは、なんらかの相互作用があれば同期しようとする。これは、自然界に存在する物理法則に基づくものである。たとえば、温度が氷点を下回り、無数の水分子が対称性を備えた固い氷へと自然に結晶化していく秩序は、相転移と呼ばれる現象であり、物理学と数学の法則に基づくものである。

親と子のリズムとリズムが相互作用するとき、そこに何が生じるのだろうか。時間領域における自己組織化である同期という現象である。

私たち人類の遠い祖先は、激しい地殻変動の歴史[1]のなかで、数百万年にもおよぶ水辺の生活を通して、陸に上がるべきか海に戻るべきか、迷いに迷ったようである。時にはえらで、時には肺で呼吸し、水辺の時代をえんえんと生き抜いてきたのである。

この数百万年にもおよぶ水辺の生活の中で、いつしか刻みこまれた波打ちのリズムが、人間の呼吸のリズムに深いかかわりがあるように思えてならないと三木成夫《しげお》は言う。波打ちのリズムと、人間の呼吸を含めた体とこころの奥底にあるリズムに共通のものがあるのではないかという三木の直感はどこからくるのだろうか。（三木成夫『海・呼吸・古代形象——生命記憶と回想』うぶすな書院、一九九二年）

私たちは、一緒に歌ったり踊ったりすることはもちろんのこと、歩調をそろえて行進したり、いっせいに拍手できるのを当然のことと思っている。ところが、そうした同期現象がごく自然に起こるために、それが実際に何を意味しているかについては、ほとんど理解されていない。

乳児が母親と相互模倣ゲームを行い、また幼児が母親と「共感・共鳴の関係」、「やりもらいの関係」を築き、ことばの模倣が始まるのは、同期という自己組織化現象が起こっているからである。リズムの発生機構がわからないならわからないなりに、その背後にある高次の自己組織化現象を類推できるのが非線形科学である。ここでいう高次の自己組織化現象とは、単一のリズムではなく、リズムとリズムとが互いに影響しあうことから生じる、もう一つ上のレベルの自己組織化現象、創発という概念である。

同期が起こり、ことばの模倣が起これば、幼児にとっては、そのときの母親のことば・文脈は母親と同レベルであり、母親の発語が生じた状況・情況を把握していることになる。また、それらのことば・文脈の意味も当然理解しているのである。

これが、親子どうしで起きる同期であり、ことば獲得に拍車がかかるのである。二歳から三歳半にかけて、幼児にことばが爆発的に獲得されていくのは、論理的汎化という自己組織化が起こっているからである。このとき、範疇的汎化という働きも同時に起こっているのである。

子どものリズム、母親のリズムとは、なんだろうか。

東京大学解剖学教室で比較生物学を研究していた三木成夫は、人間の胎児は成長の過程で魚類、両生類、爬虫類などの形態を経ることを発見し、生命記憶という概念を提示した。(三木成夫『胎児の世界――人類の生命記憶』中公新書、一九八三年)

人間の胎児は、母親のおなかのなかで三二日から一週間の間に劇的な変化を遂げるというのだ。この頃えらの血管が消えて、肺の血管が出てくる。私たちの身体のなかに、過去に魚であった頃の面影が年輪のように刻みこまれているのだ。そのときに悪阻《つわり》が始まり、胎児も危険な状態になり、流産を起こしやすくなる。魚にあるえらの筋肉は、実は腸の筋肉の先端部分に相当し、私たち人間では、顔面の表情、咀嚼、発声のための筋肉に変身している。

このえらの神経のつづきが心臓へも分布している。このことは心拍のリズムもまた海のうねりとは無関係でないことを示している。あの母胎の内なる胎児の聞く血流音もまさにこれと同じ世界に属するのだろう。こうしてみると、呼吸と循環のリズムが、ともに大海原のうねりを介して密接につながり、親子の体とこころのリズムに影響しているのではないか。これらを結びつける神経中枢が「延髄」にその座を占めることはよく知られている。この延髄の中枢は、魚が上陸してえら呼吸が肺呼吸に変わってからも決してその座を譲ることはなかった。私たちは遠い祖先の時代から、この波打ちのリズムを心拍とともに呼吸のなかに深く刻みつけてきたのだ。文字通り波動という大海原と一心同体になって生き続けてきた。

ダイバーたちは、海に潜っているとき聞く波打ちの音は、心臓の鼓動とよく似ているという。そして胎児が聞く血流音はやはりこの音だといってよい。このリズムは地球の誕生以来おそらく少しも変わることなく今日にいたっているはずであると三木成夫はいう。

ということは、親子どうしで起きる同期は、地球の誕生以来変わることなく続いているリズムに由来するといえる。

（1）地球は、古生代の後半に、地殻が何千メートルも上下する大地震に見舞われていることが知られている。

第四章　ことばと前頭前野・言語領野・小脳

前頭前野がことばを生み出す

こころを生みだすことばの基地は前頭前野であることを前提にして、こころとことばについて話を進めてきた。

記号能力の獲得にヒト以外の種はすべて失敗したが、ヒトが成功したのは、ヒトの脳だけに何か特別な構造があり、他の種にはそれがなかったからだろうか。

ヒトには、前頭前野皮質の過剰発達が認められるだけのことである。この前頭前野の相対的な増大をもたらした不均衡な脳の構造改革が、言語にどのような影響をもたらしたのか。

ゲイジの症例にみられるように、前頭前野に障害を負っても、ことばの生成やことばの理解にはほとんど影響しない。しかし、人格をもった人間として適切なことばを発することができなくなるのである。会話におけることばの選択と観念の流れの障害がおこることになる。まさに、ことばを生み出しているのは、前頭前野なのだ。

第三章で、ことばの獲得は、生得的なものではなく親子の共感・共鳴の関係すなわち、親子の同期に基づく模倣によって達成されることを述べた。そして、五感を通してこの世界を認識し、状況や情況を把握し理解することが模倣の前提条件であることを話した。そして、模倣が可能となるには音声を発する構音技能が必要であり、これには小脳の発達が必須である。

チンパンジーは、音声ではなく手話ならかなりの語彙を獲得でき、ヒトに近い学習能力をもっていることがわかっている。しかし、音声学習能力となるときわめて貧しい。

ヒトの進化史において、直立二足歩行は、前頭葉の増大と喉頭の位置の下降をもたらした。この結果、喉頭の皮質制御が可能になり、音声変化の増大をきたした。すなわち、喉頭下降の結果、口と咽頭のつくる共鳴室が拡大し、音を鼻腔から口腔へ移すことにより発音の範囲が拡がり、口と舌の音声変調能力が最大となった。

このような構音という大変複雑な運動機能を駆使するには、小脳の働きに負うところが大きい。いままで小脳といえば、たとえばボールを投げる、走りながら棒を跳び越える、十分練習した楽器を演奏するなどの自律的な運動を制御するものと考えられていた。しかし、小脳が言語機能の重要な一翼を担っているのである。

具体的概念から象徴的概念すなわち言語システムへの変換における脳の働き

五感で得た具体的概念から象徴的概念である言語システムに変換される過程において、前頭前野はどのような役割を果たすのか。すなわち、対象と記号の相関関係から、記号と記号どうしの

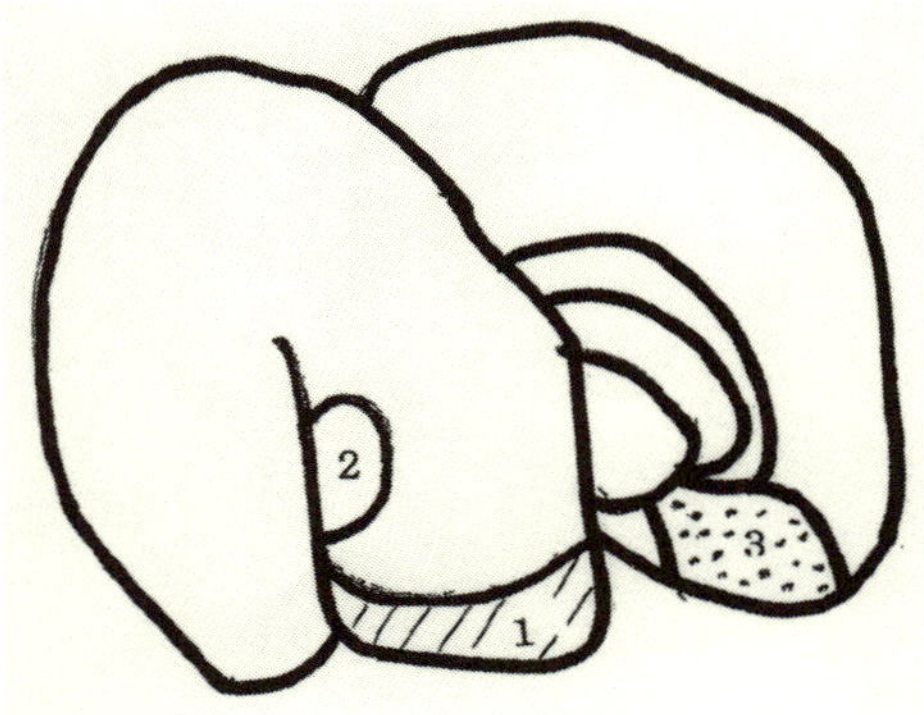

図６　前頭前野とことばの働き

１：眼窩上部→適切なことばを選択するところ
２：背外側部→ことばを範疇化、一般化するところ
３：腹内側部→共感・共鳴の関係を築くところ

連合システムである言語システムに変換される過程において、範疇的汎化・論理的汎化という機能が生まれる。このメカニズムにおいて、前頭前野はどのような役割を果たしているのだろうか。

話ことばが獲得されるとき、親子の共感・共鳴の関係が築かれていなければならない。この共感・共鳴の世界が築かれるには前頭前野の腹内側部という領域が働かねばならない。子どもに対する親の愛情から発する関心やこころづかいそして微笑みに対して、子どもが応ずる笑い、これらの相互作用は、親子の共感・共鳴の世界、すなわち親子のリズムの同期が生み出すものである。これは、腹内側部が関与している。（図６）

そして、状況や情況を把握した上で母親の発語を真似して獲得されることばは、脳内でどのようにして生まれるのか。後方連合野（頭頂葉、後頭葉、側頭葉）に入力された知覚は具体的概念として認識され、同時に象徴的概念であることばは模倣され後方連合野（言語領野を含む）に入力される。このとき、状況や情況を理解した上での模倣であるので、範疇的汎化・論理的汎化機能は当然実行され入力されるのである。この範疇的汎化・論理的汎化機能は、前頭前野背外側部が担っていると著者は考えている。したがって、ことばは模倣されたとき、その意味は理解され入力されるのである。このようにして、具体的概念からことばである象徴的概念への変換が行われる。

具体的概念は、ヒトでも動物でも速やかに容易に感覚記憶に蓄積される。この感覚記憶のネットワークは動物では主たる働きを担っているが、ヒトでは主たる働きを担っているのは感覚記憶ではなく記号システムである。ヒトでは、具体的概念の感覚記憶のネットワークは、記号システム領域に物資を搬送する後方基地の役目をしており、この具体的概念を生みだす後方基地が、ことばの意味を生みだしているのである。

このことを解りやすくするために、ウィリアムズ症候群について考えてみるとよいだろう。

具体的概念から象徴的概念である言語機能に変換するには、後方連合野と前方連合野の協力関係が必要である。ＬＩＭ１《エルアイエムイチ》キナーゼ遺伝子――ホメオティック遺伝子[1]生成物ＬＩＭ１と構造的に類似している――のノックアウトであるウィリアムズ症候群は、前頭前野と小脳が不変で後部皮質（後方連合野）が委縮するという先天性疾患である。

ウィリアムズ症候群の子どもは、後方連合野の萎縮があるため、具体的概念の感覚入力が貧弱なために、前方連合野の語連合生成の論理だけに頼ろうとする。したがって、かれらのことばには、普通には使われない語が好まれるという特徴がある。

具体的概念が入力される後方連合野の萎縮があると、前方連合野における象徴的概念であることばへの変換が正常に行われないということになる。したがってウィリアムズ症候群は、後方連合野の障害によって相対的に前頭前野化したものといってよく、彼らの記号理解は辞書的関係、つまりことばとことばとの関係にとどまり、ことばと事物や事象との具体的な相関関係が乏しい。ことばと事物や事象との連合学習が障害され、ことばとことばとの記号的な連合学習への偏りが強く、過読傾向、早熟な語彙と読字傾向、珍語好みが特徴である。彼らは子どもらしくなく高次のことばの組み合わせパターンに依存することになる。そして、普通の語も特殊な語も無差別に使われる。

反対に、前方連合野に障害があればどうなるか。

オハイオ州立大学のサリー・ボイゼンは、チンパンジーにある実験を試みた。キャンディのような好きな食べ物の大小二つの山をつくり、そのどちらかを選ばせれば、チンパンジーはいつも大きい方をとる。しかし、大きい山を、選んだチンパンジーにやらずに別のチンパンジーにやるのである。要するに別のチンパンジーにやる山を選ばせるのである。同じことをヒトの子どもにやると、すぐにトリックに気づいて小さい方をとる。しかし、チンパンジーはそれが異常に難しい。彼らは何度も大きい山を選び、そのたびにそれが他のチンパンジーに渡ってしまうのを、いらいらして見るのである。欲しいものに完全に目を奪われて、欲望を抑えることができず、目標を達成するのにいつもと反対のことをしなくてはならないということをなかなか学ぶことができないのである。

ヒトの前頭前野皮質破壊の患者も、チンパンジーと同じように、衝動的選択を抑制できず、欲しいものの反対を選ぶということができない。しかし、フィネアス・ゲイジのように、これらの患者も、感覚、運動、知能、そしてことばの生成・理解には問題は生じない。

前頭前野の特徴

このようなことから、言語機能にとって、前頭前野の働きの特徴が浮かび上がってくる。いろいろあることばのなかから、そのときその場でまた状況・情況を考えて、適切なことばを選択しなければならない。話の相手が同僚や友だちではなく、目上の人であれば、敬語を使わなければならない。しかし、子どもや目下のものに、敬語を使えばおかしい。このように状況や情況に応じて、適切な判断、選択が必要である。また、感情や欲望をコントロールし、不適切な言動を抑制して、危険やトラブルを回避しなければならない。それには、前頭前野の眼窩上部がかかわっている。

後方連合野（頭頂葉・後頭葉・側頭葉）は、外界からの感覚入力に直接的、紋切り型の行動を起こそうとするのに対して、前方連合野はいったんこれを押しとどめ、自己のもつ行動のレパートリーのなかから、最も適切だと考えられる行動を選択して反応する。後方連合野の感覚入力の情報をいったん作業記憶として脳内に蓄え、それに基づいて適切な行動パターンの選択を行っている。すなわち、この行動が言語機能である。

前頭前野（前方連合野）は、後方連合野を、状況に応じて、適切に自由に安全に差配する指揮

官ということができる。この前頭前野の働きは、眼窩上部が担っており、言語機能のコントロールタワーである。(前掲図6)

読み書きのことばは、目的をもって試行錯誤しながら獲得していかなければならない。なにか課題があれば、それを達成しなければならない。知能に関係があり、前頭前野の背外側部が関与している。(同図6)

話ことば自体に、そもそも基本的に範疇化、一般化という概念は含まれている。しかし、もう少し進んだ範疇化、一般化の概念、そして、抽象化、定義づけ、推論、自己分析、自己意識といった概念は、第三章で述べたように、読み書きことばの学習によって獲得されてくるものである。

四〇年以上前のスタンフォード大学の心理学者ウオルター・ミシェルの研究で、マシュマロ・テストというのがある。大学にある付属幼稚園の四歳園児が高校を卒業するまでの追跡調査だが非常に興味深いものである。

四歳の子どもたちに次のように言う。「ちょっとお使いに行ってくるからね。おじさんが戻ってくるまで待っててくれたら、ごほうびにこのマシュマロを二つあげる。でも、それまで待てなかったら、ここにあるマシュマロ一つだけだよ。そのかわり、今すぐ食べてもいいけどね」。

実験者のおじさんが戻ってくるまでがまんして待った子どもたちは、ごほうびにマシュマロを二個もらった。がまんできなかった子どもたちは、目の前の一個のマシュマロにすぐ手を出したのである。

十数年後園児たちが青年になったときの追跡調査で、二つのグループのあいだには劇的な差異が生じていた。

誘惑に耐えることのできた子は、青年になったときに高い社会性を身につけ、対人能力にすぐれ、きちんと自己主張ができ、人生の難局に適切に対処できる力がついていた。しかし、マシュマロにすぐ手を出した子どもたちには、このような長所がみられず、心理的に問題点が多い姿が浮かび上がった。また、学業成績においても、顕著な差がみられたのである。

このように四歳の時点ですでに、短期的な利益だけでなく、長期的な利益を考えて行動できるということは、行動や感情のコントロールができ、共感性や社会性をそなえ、目的をもった行動をやり遂げる能力を兼ね備えていることを示している。

短期的な利益だけでなく、長期的な利益を考えて行動するのは、前頭前野腹内側部の働きだといわれている。また、前頭前野腹側は、聴覚野と他の前頭前野および前頭野との連絡の基地であると考えられている。

行動や感情をコントロールできることは共感性・社会性があることであるし、ものごとを課題にそって遂行できることを意味する。したがって、前頭前野を解剖学的に眼窩上部、腹内側部、背外側部と分けるよりも、前頭前野全体の働きとして考えてもよいのではないかと思われる。まさに、この前頭前野の働きが後方連合野の働きをともなって、言語機能を構成するのである。

前頭葉損傷で生じる異常として知られているものに、保続という、何らかの課題遂行に際し同じ反応を繰り返してしまう現象がある。セット執着性保続と呼ばれるもので、課題遂行の方法や

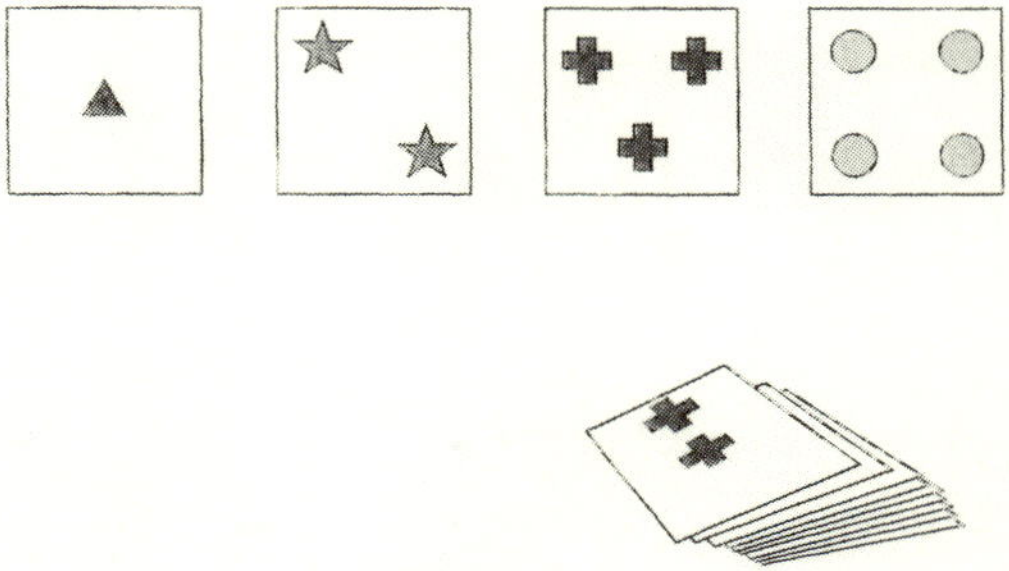

図７　ウィスコンシン・カード・ソーティング試験
被検者が反応カードを上の四枚の刺激カードの下に並べていくと、検者はあらかじめ設定した分類範疇にあっているかどうかだけを告げる。

ルールを変えることができず、一定のやり方に固執してしまうという現象である。精神活動のやり方を変更することができない異常である。

このような異常を発見するために行われるウィスコンシン・カード・ソーティング試験がある。これは、色と数と形が互いに異なった四枚の刺激カードの下に、検者が設定したどれか特定の分類範疇に従って、被検者が手持ちの反応カードを並べていくという試験である。

このとき、検者が設定した分類基準となるべき範疇が、色・数・形のうちのどれであるかを被検者には知らせず、並べたカードが検者の設定した分類範疇に一致しているかどうかだけを知らせる。たとえば、図7のようなときに被検者がカードを一の下においた場合、もし検者の設定した分類範疇が色であれば「あっています」、数や形であれば「間違っています」とだけ被検者に告げる。

前者の場合には、被検者は分類範疇がすぐに理解できるためその後のカードを色の範疇に従って分類していくことになる。後者の場合には、二枚目のカードを今度は数か形の範疇で分類を試み、正しい分類基準を探し当てようとする。このようにして正しい分類基準が発見されれば、正答が続くことになるが、ここで検者は予告なしに分類基準となる範疇を変更する。するとそれまで正答であったものが誤答になってしまい、被検者は改めて新しい分類基準を探り当てなければならない。

前頭葉損傷患者は、知能が正常であっても、この試験を行うと、しばしば分類基準が変えられてもなお、それ以前の基準に従って分類を続けようとする現象がみられる。これがセット執着性保続であり、精神活動のやり方を変更することができないという異常である。

精神活動のやり方をなかなか変えられないという行動パターンは、最近子どもたちに増えてきている。前頭前野機能低下の傾向は、テレビ、ビデオ、ゲーム、ネット、メールなどのＩＴツールの延々たる蔓延に端を発し、広く私たちの社会に根を下ろしつつあるようである。

言語機能に及ぼす小脳の役割

構音という大変複雑な運動をつくり出すには、顔、顎、舌、唇と喉頭、呼吸筋などの筋群の働きが必要である。したがって、小脳が担う役割は決して少なくなく、小脳が言語機能の重要な一翼を担っているともいえる。

小脳は、ことばを発する構音のようなプレプログラム化した運動の制御をするのみならず、聞いた名詞に対する動詞を次々に言うといったタイミングが重要な知覚認知課題にも関係があるようである。これは、小脳のなにかまったく異なる機能というよりは、自律的な予想と準備を含む

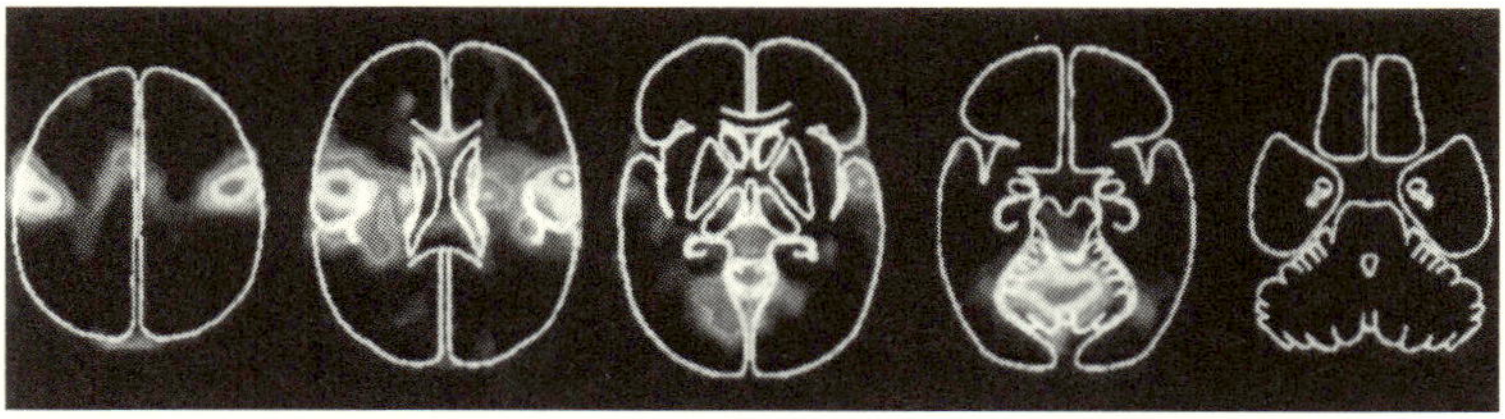

図８

１）声を出して単語を言う作業では、第一と第二スライスに見られる運動皮質の両側の領野、第二スライスに見られる島皮質の領野、第四スライスに見られる小脳の中央部が最も顕著に活動する。補助運動野が第一スライスの中央にかすかに見える。

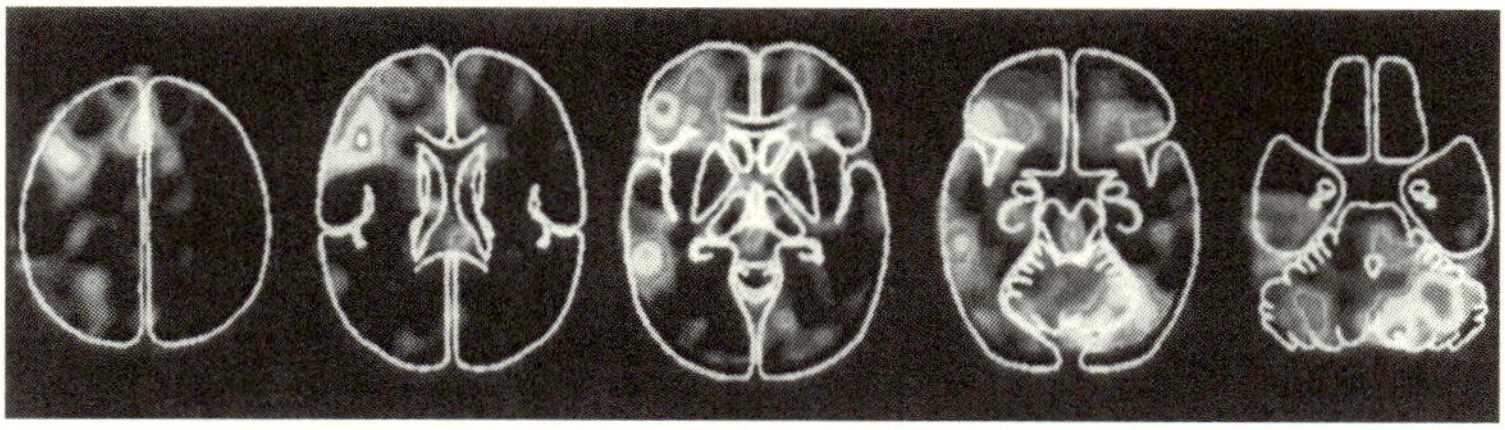

２）名詞から動詞を生成する作業は、脳に最も複雑な活動を引きおこす。左前頭皮質（左から、第一、第二、第三、第四スライス）、帯状回前部（第一スライス）、左側頭葉後部（第三スライス）、右小脳（第四、第五スライス）の活性化が見られる。
（M.I. ポスナー／M.E. レイクル、「脳を観る　認知神経科学が明かす心の謎」日経サイエンス社、1997 年、より許可を得て転載）

という点で、運動における小脳の役割に近いものがある。（図８）（Ｍ・Ｉ・ポスナー、Ｍ・Ｅ・レイクル、『脳を観る――認知神経科学が明かす心の謎』、養老孟司、加藤雅子、笠井清登訳、日経サイエンス社、一九九七年）

他の霊長類で小脳に投射しない前頭前野皮質の腹側のような部分も、ヒトでは皮質――小脳――皮質の回路になっている。前頭前野皮質のこの領域は、聴覚の中継入力を受け、皮質の運動前野の音声構音域である正中音声システムと密接にリンクしている。小脳をこれらの前頭前野機能に取りこむことは、記号関係の分析にユニークな計算を導入することになり、音声に符号化された記号との新しい関係ができると考えられる。

こうして、ヒトの小脳は、たぶん他の種よりも音声分析にはるかに関係があるといえる。これはことばに合わせた速さで、語連合を生成していく上で非常に重要である。語がことばを作っていく速度では、話し手も聞き手も連合語をどんどん産出しなければならない。連合を妨害してはならない。認知探索過程はできるだけ浅く速くなければならない。ぐずぐずしていると脱線してしまう。ことばにおける文の産出には、速い交代で名詞に動詞を活用させるのと似た語生成過程が必然的に含まれる。この課題をうまくこなすということは、高速度予測計算機としての小脳の支援がないと難しい。小脳は一つの文脈から別の文脈への新しい、しかし予想可能の見本以外は、すべてを選択的に抑制する。さらに注意のトップダウン型の指令を必要とする課題には、小脳とともに帯状回皮質もまた強く作用しているようである。

リアルタイムで語をどんどん出して文を創るというのは、もっとも必要な言語過程であるから、この小脳―前頭前野の連絡は決定的な役割を演じている（T・W・ディーコン、『ヒトはいかにして人となったか――言語と脳の共進化』）。

◆◆コラム◆◆　橋本俊顕の総説「自閉症の脳科学」の検証

——脳病理と画像（MRI、SPECT、PET）所見を考察する

自閉症を扱う日本小児神経学会が、片岡直樹の論文「新しいタイプの言葉遅れの子供たち——長時間のテレビ・ビデオ視聴の影響」の主旨を認めないと言わんばかりに、橋本俊顕の総説「自閉症の脳科学」を日本小児科学会誌に対抗措置として発表せしめたのはよく知られている事実である。それも片岡と同じ年の同じ号を見計らってのことである。

この論文は、脳病理所見として、①脳幹、小脳、辺縁系（帯状回、海馬、扁桃体）、大脳半球（前頭前野、側頭葉、脳梁）と広範にわたる。しかし、その病理所見は、報告者により異なっていて、一定しない。②自閉症の特異的な変化は認められていない。③異常部位として、小脳の異常が際立っている。すなわち小脳の委縮、プルキニエ細胞の減少が顕著である。④大脳半球では、帯状回を含む前頭葉、側頭葉などの皮質形成異常、脳重の増加が認められる、などとしている。(九)

これらの所見は自閉症を引きおこす要因と考えられる根拠はまったくなく、自閉症発症の結果惹起された病変とみなす方が妥当である。

また、single-photon emission CT（SPECT）で、脳血流をみれば（表Ⅱ）、多くの報告者が、前頭部、側頭部、小脳に血流低下を認めている。この領域は、前節、前々節にみたように、言語機能を担っている部位である。これらの領域の血流低下はなにを意味するのか。生得的にこ

- George, 1992; 全体的、とくに前頭部
- Gillberg, 1993; 両側頭部、前頭部
- Chiron, 1995; 左半球、とくにブローカ
- Mountz, 1995; 側頭部、頭頂部（左優位）
- Zilbovicius, 1995; 前頭部
- Hashimoto, 2000; 前頭部、側頭部（言語のない群、知的レベル低い群⇒著明）
- Ryu, 1999; 小脳、視床、頭頂部

→ 言語障害影響所見

表Ⅱ　SPECT →脳血流低下

れらの部位に血流低下をきたす器質的要因があったとは考えにくい。

　言語を獲得できなかったために、言語機能を担う領域において機能不全が起こり、血流低下が生じたと考えるのが理にかなっている。

　ＭＲＩ検査では、二～三歳で大脳灰白質、白質の過形成がみられる[一〇]。

　また、上記の節でみたように、小脳は言語機能に重要な働きをしている。

　クーチェンは、小脳とくに虫部小葉Ⅵ～Ⅶの低形成がみられ、サイズは知能指数と正の相関をするという[一一]。また、橋本は、知的障害をともなった自閉症において虫部小葉Ⅷ～Ⅹの低形成がみられ、高機能自閉症では小脳虫部に対照と差を認めないとしている。すなわち、アスペルガーのような高機能自閉症では小脳の低形成はなく、重度の自閉症では小脳は小さいと報告しているのである[一二、一三]。レベットも、小脳虫部小葉Ⅷ～Ⅹが小さく、知能指数と正の相関をするとしている[一四]。

カーパー(一五)は、四二例の自閉症児について検討し、虫部小葉Ⅵ～Ⅶの面積と前頭葉灰白質容積との間には負の相関がみられたとしている(対照では相関はみられなかった)。言語獲得障害があると、小脳の機能低下、委縮をきたし、前頭葉、側頭葉も機能せず、これら領域でシナプス、神経線維の削除不全を起こし、前頭葉灰白質の過形成が起こるからである。高機能自閉症はことばを喋るから小脳の形成不全はなく、高度の自閉症はことばを喋れないから小脳が小さいのである。小脳の低形成と大脳半球の過形成は言語機能障害を意味する。

脳局所部位の血流低下と症状の関係が報告されている。例えば、視床の血流低下は儀式的・反復性行動と負の相関があること(一六)、また左ブロードマン領域(BA9、10)、前部帯状回の血流低下はコミュニケーション、社会性の症状と、また右海馬、扁桃体の血流低下は固執性と相関することが報告されている(一七)。これらの局所部位は、自閉症の二次的反応として血流低下を来し、症状が発現したとみるのが妥当である。

そして、PET画像にみられる脳所見は、とくに言語獲得障害による機能不全を特徴的に示している。Haznedar は言語学習課題によって前部・後部帯状回の活性低下を認めたとしているが、これは選択するという言語に特徴的な機能の異常を示唆するものである。また、Muller は、右小脳歯状核、左前頭葉(BA46)において、文章を聴く、話す課題で血流低下、復唱課題で血流増加を認めているが、これは自閉症の言語機能異常を如実に現しているものである。

橋本論文は、膨大な一二二編のおもに欧米文献の検討からなる。しかし、一遍の論文とて自閉症の成因に迫るものは一つもない。船頭多くして船山に登るの類である。

橋本論文の脳の形態的変化、および機能的変化は、自閉症の原因ではなく結果と考えるのが理にかなっている。したがって、日本小児神経学会が、自閉症の成因を生得的な脳の器質的異常と断定する根拠は乏しいとみなされる。

第五章　理論生物学の誕生

――生きることは知ること、知ることはプロセスとして生きること

マトゥラーナの理論生物学

いままで、こころ、ことばの概念について述べてきた。しかし、このような新しい見解を提示できたのも、マトゥラーナの理論生物学によるところが大きい。そこでここでは、マトゥラーナの理論生物学を紹介しなければならない。

人が生きていくうえで一番大切なことはなにか。私たちがこの世に生を受け人間として社会で生きていくうえで、根源的に最も重要なことはなにか。この哲学上、文学上、いつの時代においても、多くの先達が悩み考えてきた問題を、哲学ではなくまた文学でもなく、科学で証明した人がいる。

マトゥラーナである。

そのことは、『認知の生物学』、『オートポイエーシス』という科学論文で明らかにされた。し

かし、これらの論文は難解すぎて、最初読んだときはっきりいって理解できなかった。この論文が生まれたのは、六〇年以上も前のことである。何人かの著名な生命科学者もこの論文を理解できないと述べていた。この論文との出会いから一〇年ほど経って再度再会し、なにか不思議な感動が静かに湧き上がってくるのを覚えた。それからおよそ三〇年間、マトゥラーナの『認知の生物学』は座右の書となった。

『認知の生物学』が少しは理解しやすくなったのは、六〇年代半ば、チリ大学の教師であったマトゥラーナが、学生であったバレーラと出会い、それ以来師弟関係となった二人が、一九八〇年秋から一般大衆を相手に交互に行った連続講演をもとに出版された『知恵の樹』によるところが大きい。

マトゥラーナとバレーラの『認知の生物学』『オートポイエーシス』『知恵の樹』が明らかにしたことは、ヒトの社会で根源的なことは、ことばを使うことによって社会が成立しているということである。これはあまりにも当たり前過ぎて当然のことだが、私たちはどれほどこのことを真に理解しているだろうか。

マトゥラーナが言いたかったことは、こころとはことばそのものであるということである。言い換えれば、こころのソフト機能は言語機能だということだ。ヒトが言語機能をもつようになり、脳機能が飛躍的に進化し、ヒトという種において、動物がもたないこころをつくりだす脳をもち得たということである。

このことは、脳科学の世界では当たり前のことではない。

こころのソフト機能は言語機能だといわれて納得できる脳科学者は、おそらく著作を通して想像してみると、私の知るかぎり、池谷裕二（『進化しすぎた脳』、朝日出版社、二〇〇四年）、エーデルマン、そして脳科学者ではないがあのダーウィンぐらいだろう。ダーウィンは著書『人間の由来』（『ダーウィン全集Ⅶ』、白揚社、一九三九年）で、言語の発達は脳の発達過程に深く関わっているであろうと次のように述べている。

半分は技術で半分は本能というべきことばというものが使われだすと同時に、知能は著しい発達をとげたことであろう。なぜならば、ことばを使い続けるとそれが脳に作用し、そこに遺伝的効果を生んだであろうし、それがまたことばの改良をもたらしたはずだからである。ライト氏がいったように、下等な動物に比べると人間の脳が体の割合に大きいのは主にある簡単な形のことばを昔から使ったためであろう。これこそは驚くべき機械であって、あらゆる物と性質に符号をつけ、また単なる感覚の上での印象だけでは決しておこらないような、もしおこっても続かないような、思想の流れを生ぜしめる。人間の知能的な力のなかで、もっと高等なもの、例えば推理、抽象、自覚、その他の力は、おそらくはまた他の心理的な能力を絶えず改良して使い続けた結果であろう。（『ダーウィン全集Ⅶ』「人間の由来」一一一八～一一一九頁）

このように、ダーウィンは、ヒトにおいて言語機能の進化が脳の発達をもたらしたと推察している。

神経生理学者であったマトゥラーナの発見は、精神は自らが創造したものの創造物であるということである。これは、精神（こころ）と物質（脳）の本質的な関係をものの見事にとらえて表現したものである。

『認知の生物学』は、神経システムについて書かれたものだが、これを基に一般化して生命システムとして書かれたものが『オートポイエーシス』である。

オートポイエーシスということばは、哲学的概念として知られている。この概念が世界的に広まったのは、ドイツの著名な社会学者ルーマンの影響だ。ルーマンは、社会はオートポイエーシス・システムとして作動していると考えた。そして、社会は、個としての人間が構成素ではなく、個と個のコミュニケーションすなわちことばが社会の構成素になっていることを、オートポイエーシス概念の提示者であるマトゥラーナに代わって明らかにした。

また、『認知の生物学』『オートポイエーシス』の日本語の訳者である河本英夫は哲学者であるから、『オートポイエーシス』を紹介することに関心があり、『認知の生物学』は図書館で眠っていた感があった。

『認知の生物学』は、神経生理学者であったマトゥラーナが認知とはなにかについて長年考えてきたことを、神経システムの作動の面から述べた科学論文であり、理論生物学といえる。特に言語をもつヒトの認知機能、認知プロセスについて、おそらく初めて科学的論考を加えた画期的な論文である。理論物理学は立派に学問として存在する。生物学のアインシュタインともいうべきマトゥラーナの理論生物学も、理論物理学同様、広く知れわたることを願っている。

マトゥラーナの考えていたこと

チリ大学で、神経生理学と神経解剖学の研究に携わっていたマトゥラーナの研究上の関心事はなにであったか。「生命システムとはなにか、すなわち生きているとはどういうことか」ということと、「認知——知るとはどういうことか」であった。

生物学者は、生命システムに出会えばそれが生命システムであると認めることはできるが、それがなにであるかを語ることはできないというジレンマに陥っていると、マトゥラーナは嘆く。しかし、マトゥラーナは、生命システムは環境世界と絶えず相互作用しているのであり、環境世界と独立に生命システムを理解することはできないことに気づくのである。

生命システムが、環境世界とさまざまな相互作用を繰り返しながら自己崩壊しないで、同一性を保持し自己保存できるのは、一体なにによるのだろうか。

生命システムを相互作用の単位として規定しているものは、有機構成[1]の円環であることを、マトゥラーナは生命システムの単位である細胞の物質代謝にみたのである。

生命システムである細胞は、環境から栄養素を取り入れ物質代謝によってエネルギーを放出する。このエネルギーは、代謝された低分子物質から特殊な高分子のたんぱく質、核酸、脂質、多糖類などを再度合成するために使われる。合成されたこれらの高分子物質は成長と体内分子複製に用いられ、複製の一定の回路によって特定の高分子物質が再々度合成され、それぞれのクラスに固有の低分子物質の連鎖が確保される。エネルギー放出性の代謝や特殊な高分子物質の合成には、特定の酵素（高分子物質）が必要である。

これらのプロセスは、すべて閉じた円環的因果過程を形成しているのである。このような円環的有機構成を特定する構成素が、逆にそれ自身の合成や維持を円環的有機構成に負っているのである。この円環が生命システムの連続性を保証しており、再度の相互作用を可能にしていることを発見したのである。

またマトゥラーナは、神経生理学の研究から、知覚や認知が生じるさいに神経システムでおこっていることを、外界の刺激との関係でみるとうまくいかないことを知る。すなわち、生命システムは、環境世界と一対一に対応するものではなく、環境世界は自らの内で自らがつくり変えるものであることを知るのである。

例えば、網膜には視神経が集まって束になって出ていくところがあり、またたくさんの血管が走っているが、それらの部分は本来は見えないはずだ。しかし、私たちは環境世界を穴だらけの光景として見ていない。見えないはずの部分は、脳が周囲の情報を埋めこんで補っているからだ。

また網膜の細胞には、光の強さを感じる細胞と、赤・緑・青の色を感じる細胞がある。これらの細胞は網膜の中心部分では密に存在しているが、周辺にいくにしたがって少なくなる。特に色を感じる細胞は周辺にいくとゼロになる。したがって本当は、視野の周辺は白黒に見えるはずである。しかし、そのように見えないのは、脳が色を埋めこんでいるからだ。

またアニメなども本当はコマ送りで動いているのだが、人の脳は、その間の時間を補うので、スムーズに動いているように見える。

このように、環境世界を感覚器がありのままに見ているのではなく、脳が環境世界をつくりあげているのだ。要するに、生命システムはなんでも自らにとって都合のよいように判断しているのだ。ということは、生命システムは自己言及システムといえる。また生命システムの相互作用領域は、認知の領域であるといえるので、生命システムは認知システムともいえるのである。

すなわち、生命システムは自己言及システムであり、かつ認知システムであるということになる。したがって、生きているということは知ることであり、知ることはプロセスとして生きることである。

マトゥラーナは、二つの研究テーマ——生命システムとはなにかということと、認知とはなにかということ——が同じ現象を指していることに気づくのである。

そこで、マトゥラーナは、生命システムや神経システムをなにかまとまった一つのことばで表そうと考えた。しかし、円環的有機構成や自己言及システムという表現には不満で、生命の有機構成の中心的特徴である自律性をそれだけで言い表せることばがないかと考えていた。

マトゥラーナは、ドン・キホーテのジレンマ、武器の途(プラクシス、行為)をとるか、ことばの途(ポイエーシス、創造、生産)をとるか、いずれを選択するかという命題を友人と話していた。そのとき、友人が語るには、最終的にはプラクシスの途をとるという選択は、ポイエーシスのあらゆる試みを延期してしまうというのである。このとき、マトゥラーナは、ポイエーシスという語の威力を理解し、捜し求めていたことばをつくりだしたのである。

そのことばとは、オートポイエーシスである。

オートポイエーシス――生きているとはどういうことか

生物は絶えず自己を産出し続けることを意味する。生物を定義するオートポイエーシス・システム（自己創出組織）は、細胞レベルで考えるとよく理解できる。

細胞のメタボリズムがつくりだす構成要素は、それらの構成要素自身をつくりだした円環的有機構成（変換ネットワーク）をもつくり上げる。これらの構成要素のうちのあるものが、この変換ネットワークの境界である膜、すなわち細胞膜をつくり上げる。

細胞のメタボリズムと細胞膜は、決して分離して考えることができない。細胞膜は、細胞の拡がりを画定する細胞の構成要素であるだけでなく、細胞のメタボリズムに機能的に参加しているからである。

オートポイエーシス・システムの特性は、自らの力によって立ち上がり、自らのメタボリズムによって環境から区別されたものとなる。オートポイエーシス・システムは、構成要素を産出するプロセスの連鎖によって規定され、これらの構成要素はそうしたプロセスを生みだす。

生物学的現象は、構成要素の特性によっては規定されず、プロセスの間に成り立つ諸関係の現象である。

物理学的現象は、構成要素の特性の間に成り立つ諸関係の現象学であって要素に還元できるが、生物学的現象は要素に還元することはできない。

したがって、オートポイエーシス・システムは、生物学的現象を特定する。これは、オートポイエーシス・システムが物理学的現象に違反するからではない。生物の分子的構成要素にしても、やはりあらゆる物理法則を満足させなければならない。ただし、オートポイエーシス・システムとして機能することによって生物が生みだす現象、生物学的現象は、その構成要素の物理的特性によるのではなく、その組織および組織の成り立ちかた、すなわち円環的有機構成に依存しているのである。

もしある細胞が、ある分子Aとの間に相互作用を行い、その分子を自らのプロセスのなかに巻きこむなら、この相互作用の結果生じることは、分子Aの特性によって決定されるのではない。分子Aが、オートポイエーシス・システムである細胞のメタボリズムのなかでどのようにみられ、どのように受けとめられたかが問題になるのである。すなわち、その分子Aを巻きこんだ細胞が、どのように分子Aと相互作用を行ったかにかかっている。

相互作用の結果もたらされるものは、要素ではなく組織が決定するということである。この相互作用の結果として細胞内でおこる変化は、一つのシステムとしてその細胞自身の構造によって規定されたものということができる。

そして、単細胞有機体における行動は、感覚表面と運動表面との間の特定された相関に基礎をおいている。この相関は細胞内のプロセスを通じて、つまり細胞単体のメタボリックな変化を通じておこる。

感覚表面と運動表面との内的連関は、例をあげれば次のようにして生じる。環境のなかで動き回ることのできる鞭毛を持った原生動物では、鞭毛はうしろの細胞をひっぱるようにして動く。そして、鞭毛は障害にぶつかると曲がるが、そのとき細胞に埋まっている鞭毛の根元に変化がひきおこされる。この変化が今度は、この細胞の細胞質に変化をひきおこしてかすかに転回する。そして鞭毛の動きが再び始まると、細胞は転回した別の方向へ向かう。結果として原生動物は障害に接触し、からだを曲げ障害物を避けるというわけである。

このような感覚・運動相関は、ヒトのような多細胞有機体においては、どのようにして行われているのだろうか。

オートポイエーシス・システムとしての人／ヒト

多細胞生物の感覚・運動相関は、神経システムが担っているのであり、ニューロンのネットワークによって可能となる。ヒドラのような簡単な構造をした後生動物から、ヒトのような複雑な脊椎動物まで、行動をおこす感覚・運動相関、すなわち感覚表面と運動表面の調整システムは、神経システムによって行われているのである。この神経システムが有機体の相互作用領域を無限に拡大する。

私たち人間のような多細胞有機体は、受精卵というただ一つの細胞から分化してきた細胞群のカップリング(2)によってできている。この多細胞有機体にみられる固有の細胞分化は、神経システムの成り立ちにみられるのと共通の一つの論理にしたがっている。

それは、神経システムは何百億もの細胞からできているが、そのすべての細胞は、神経システムという有機構成の構成要素として統合されているという論理である。ここで皆さんはお気づきのことと思われるが、セカンドオーダーのオートポイエーシス・システムは、厳密にいえば有機体ではなく神経システムということになる。

感覚ニューロンと運動ニューロンを連結しているニューロンをインターニューロンというが、ヒトではこの数の比率は、一〇対一対一〇万といわれている。インターニューロンとはおもに脳のことを意味する。

神経システムはオートポイエーシス・システムであるから、いままでの話で、要素に還元できないことは自明の理である。神経システムの解剖学的単位はニューロンであるが、機能の単位はニューロンではない。また一定の細胞の集合も機能的単位ではない。行為あるいは認識行為だけが、神経システムの機能的単位である。

神経システムの構造は、有機体の個体発生にそれ自身が参加することによって規定される。したがって、神経システムの構造は、有機体の相互作用すなわち言語機能の歴史の関数であるといえる。

ある意味では、これがマトゥラーナの認知理論の結論であるといってもよい。

オートポイエーシス・システムとエントロピー増大の法則

オートポイエーシス・システムも、物理学的法則であるエントロピー増大の法則(3)に当然殉ずる運命にある。すなわち、死である。

しかし、私たちオートポイエーシス・システムである生物には、死である無秩序をできるだけ避けるようなしかけが施されている。秩序を保ち生命を維持するために、生物はどのようなしくみをもっているのか。

秩序を守るために、やがて崩壊していく構成成分をあらかじめ先回りして分解し、エントロピーが増大していく勢いより早く秩序をつくりだしておけば、増大するエントロピーを結果としてシステムの外に捨てていることになる。

体の構成要素であるたんぱく質（アミノ酸）や脂肪をかたちづくっている分子、原子は、摂食された食べ物が粉々にされ、その食べ物に含まれている新しい分子、原子に絶えず入れ替わっているのである。この分子、原子の入れ替えは、エントロピー増大の法則に抵抗する生命の一つの方法として、生命システムの構造とその恒常性を維持するためのものである。

生命システムが本来もっている特性は、食として新しい物質を取り入れ、構成要素を絶えず新しいものと入れ替えていくという知恵である。

これが円環的有機構成の別の側面である。

脳細胞は、発生後分裂も増殖もしないとされている。すなわち脳細胞のＤＮＡの自己複製はおこらない。しかし、脳細胞のＤＮＡはまったく不変ではなく、同じ分子や原子で構成されたままではない。ＤＮＡ内部の分子と原子の交換は、むしろ増殖する細胞のＤＮＡよりも頻繁に行われているといわれる。

オートポイエーシス・システムは、このようなメカニズムで、エントロピー増大の法則に立ち向かっているのである。

また、「生命とはなにか」ということと「認知とはなにか」ということは同じことだと述べた。すなわち生きることは知ることであり、知ることはプロセスとして生きることである。

環境世界を知ることはよく生きることにつながる。環境世界を知れば知るほどよりよく生きることができる。言い換えれば、知ることによってエントロピーは増えない。知ることは、エントロピー増大の法則に抵抗する生命の知恵である。

マトゥラーナの認知理論（表Ⅲ）

社会化を完成させたヒトにおいて、言語行動は、一方的になにかを伝えるものだけではなく、個人と個人、あるいは個人と多人数との相互作用を意味するものとなる。すなわち、言語行動はコミュニケーション相互作用である。AとBがおり、言語が交わされるとき、AとBの間には相互作用が行われることになる。

コミュニケーション相互作用のなかで、Aの行動は、コミュニケーションを行う第一次記述として、Bの神経システムに特殊な活動状態をひきおこす。この活動状態は相互作用で生みだされたものであり、Bの行動を表現する（生態的地位の第一次記述という）。この行動は、Aの方向づけ（コミュニケーション）行動に内包されていたものである(4)。

ニューロンの活動状態としてのこのBの行動の表現は、原理上神経システムによって相互作用

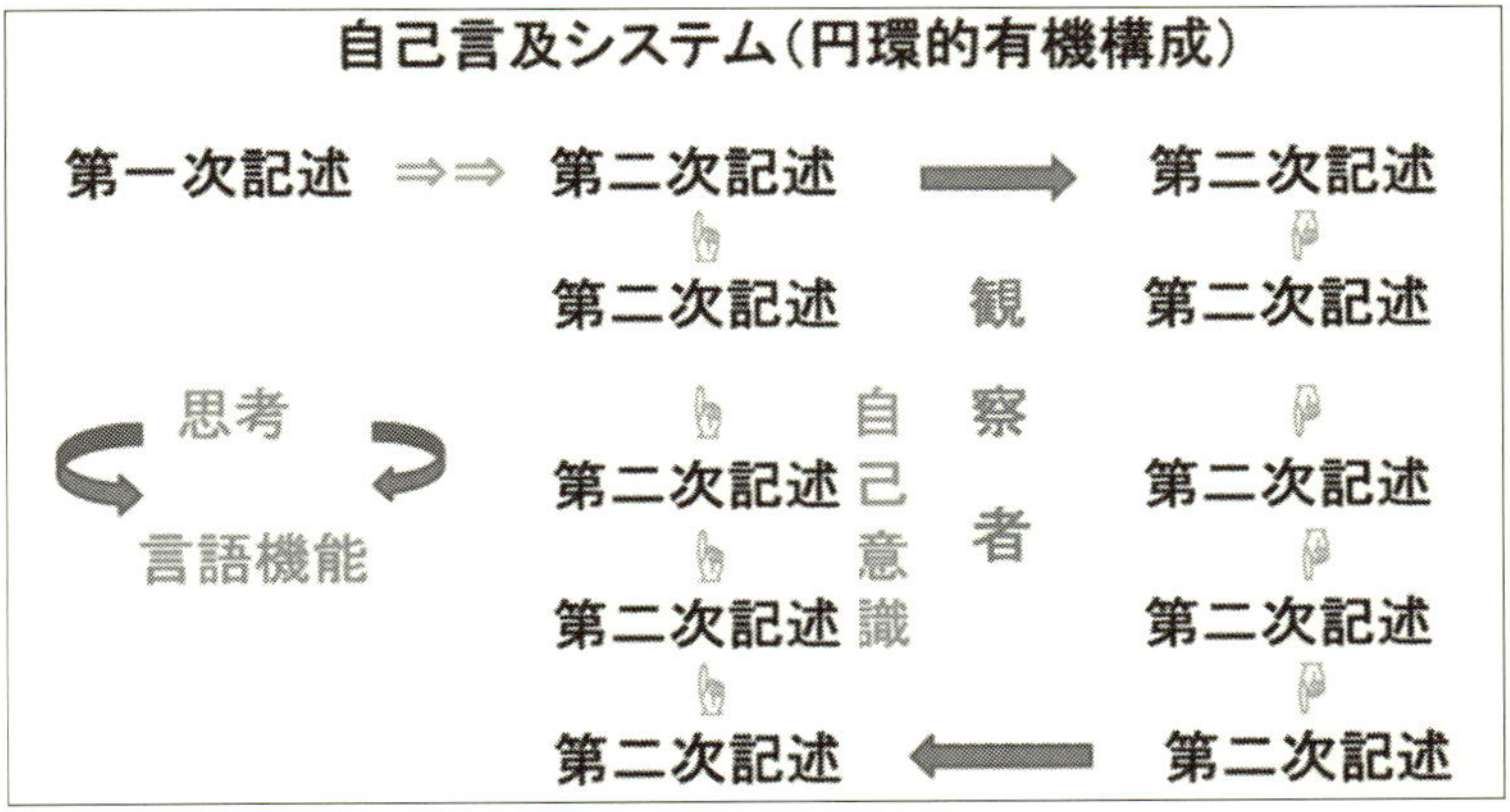

表Ⅲ　言語機能

の単位として扱われる。

Bは、この自分自身の生態的地位の第一次記述の表現と、まるでそれが独立した実体であるかのようにB自身の内部で相互作用することができる。Bがこの内的相互作用によって、コミュニケーションの第二次記述を生みだし、第二次記述を表現する自分自身の活動状態と再度相互作用し、この表現へと向けられた別の第二次記述をつくりだすなどのことができれば、このプロセスは原理上際限なく再帰的に進行しうる。

このような行為は観察と呼ばれる。こうしてBは観察者となる。Bはコミュニケーションの第二次記述（方向づけ行動）の表現との相互作用として、言説（ことばと考えてよい）を生みだす。

さらに同じようにして、観察者Bが方向づけ行動を通じて、自己を自分自身へと方向づけ、さらにこの自己方向づけの第二次記述へと向けられるコミュニケーションの第二次記述を生みだすことができれば、観察者Bは再帰的にそれを行うことによって、無際限に自己を第二次記述する自分自身をさらに第二次記述することができる。

こうして、コミュニケーションの第二次記述を通じて、言説は、自己記述というみかけ上のパラドックスをひきおこす。つまり、自己意識であり、相互作用の新たな領域である。

神経システムは、このように自分自身の状態と、まるでそれが独立した実体であるかのように再帰的に相互作用することができる。原理上は、無際限に再帰的に相互作用を反復することができる。

しかし、生命システムを相互作用の単位として規定しているものは、有機構成の円環である。また生命システムが自己保存しさまざまな相互作用によって同一性を保持するために維持しなければならないのもこの円環であり、この円環が生命システムの連続性を保証している。

第六章　クララとエリーの物語

クララ・パーク夫人は、三人の子どもの子育てを順調に終えた後、思いもしていなかった四人目の子どもを授かる。夫人は、エリーが自閉症になった原因が自分の子育てにあるのではないかと考え、後世の医者が判断できるようにと、客観的にあからさまに二人の物語を記述した著作を残すのである。

エリーの家族

エリーの父親は教授である。研究したり、教えたり、書物を書いたりしている。勤めているカレッジは小さいが、名門校である。ここの教授たちが、この辺鄙な山あいで教えているのは、彼らが個人的なつながりがなによりも大切だと信じているからである。

夫と私とは、これまでの人生をほとんど学校で過ごしてきている。現在「個人と個人との関係」ということが科学的客観性をもって語られているが、学ぶということは、つきつめて考えてみれば、全てこの問題にかかわってくるという確信を、私たちは心の奥深くに抱いていた。人に話したこともなかったし、エリーが私たちにこのことを深く考えさせるまでは、ただ漠然と思っていただけだったので、この確信を自分たちで身をもって確かめることになろうとは予測もしていなかった。

私たち一族は学問好きで、義父も教授である。私の母は南部の小さな田舎町の出身——だがまだ女子の高等教育が普及していなかった時代に、北部のカレッジに通学した。この私は、エリーが生まれたときは、典型的なカレッジ出の主婦で、婦人参政権同盟のバックボーンとなっている階層に属していた。私は高等教育を受け、夫が博士課程にいた同じ大学で修士号をえたけれども、それ以上は進まなかった。夫のデビッドが博士号をとったとき、私たちは結婚して四年目になっていた。私は学問が好きだったし、よく努力もしたが、私が男だったら当然もっていなければならないような、はっきりとした目標はもっていなかった。それで、デビッドが就職すると、同じ年代の女性ならだれでもがしているように子供をもとうとしたのだった。こうしてエリーの前に三人の子供を生んでいた。そして、エリーを妊娠したとき、サラは七歳、レベッカは六歳、マシューは三歳だった。女の子二人、男の子一人という均衡のとれた、計画的に生まれた子供たちだった。(中略)

私はこのような子供たちを三人も生んだことを大へん誇りに思っていた。しかし、この仕事はもう終わりに近づいたと考えていた。夫の仕事と同じように、育児にもさまざまなことを要求されたが、満足も得られた。これまで、一生懸命やってきた。これからは、自分のしたいことに戻ろう。

小さな人間たちがぺちゃくちゃしゃべるのをきいて長い時間を過ごすうちに、私は主婦の座に安んじていられないことを感じはじめていた。なにやら使命感が脈動するのを感じていた。（中略）大学在学中に、ちょうど第二次大戦後の教師不足時代だったので、アルバイトとして一年生に作文を教えていた。その頃は漠然と感じていただけだったが、私がしたいことは、人に教えることだと今になってわかったのだった。この七年間、小さな者に教え、かなりの成果を得てきた。今度は、成人を相手に教えたかった。二年後には、子供たちはみんな学校に通うようになる。私の日々は再び私自身のものとなろう。私はたった一人という、今では忘れてしまったあの経験をまたとり戻すことができる。読書して、知識の遅れをとり戻す時間ももてるだろう。おそらくは物を書くこともできるだろう。学校で、パート・タイムで教えることもできるだろう。

私が四度目の妊娠をしていることを知り、育児をもう一度繰り返さねばならないことを知ったのは、このように未来をあれこれと思い描いているときだった。

門がピシャッと閉ざされた時、最初は意気消沈してしまったが、そのことを除くと、妊娠中変わったことはなかった。

一九五八年七月二十日、エリーは予定どおりに安産で生まれた。

今度はどっちだったのだろう？　看護婦が私の質問を察して「可愛いい男の子ですよ」と

言った。

しかし、それは間違いだった。彼女は言い違いをしたらしく、すぐに訂正した。人は長い苦しみのあとでは、非常に感じやすくなっている。このとき初めて、私は自分がどんなに男の子を望んでいたかに気づいたのだった。マットのために弟を。女の子よりも大きな夢をかけられる男の子を……。だが生まれた子は女の子だった。(『自閉症児エリーの記録』一二六ページ)

クララは、このような気持ちをもって、エリーを生んだことになる。

指さしをしない

母親と乳幼児が見つめ合う行為を二項関係といい、この二項関係に物が加われば三項関係といって、母親がある物体に注意を向けたとき、乳幼児もその物に注意を向ける。対象への注意が共有され、母親が注意を向けた物に乳幼児も関心をもつことが、社会への接点になる。三項関係とは、注意の共有を通して意味の共同化をもたらし、親子の間に共感をも生み出す。この二項関係から三項関係に移るとき共感が生まれる。人類の乳幼児は母親との信頼関係により、仰向けの姿勢ができるようになり、加えて、足を投げ出して座ることもでき、自由な両手の使用とまなざしによるコミュニケーションを手に入れた。これが指さしへと発達した。

ここでの指さしとは、ジョイント・アテンションといい、要求行動を意味する指さしとは違い、ものやできごとに対して親子で注意を共有するために身ぶりを使用する前言語的な社会的コミュニケーション行動を意味する。健常児では、生後六ヶ月から十二ヶ月のあいだに表れるが、自閉症児では、要求行動と違って、ジョイント・アテンション行動はほとんどみられない。

エリーについて、いつごろからおかしいと疑いを抱きだしたか思いだすのは難しいが、エリーをスーパーマーケットに連れていったある日のことを思いだす。彼女は、その時、十九ヶ月であった。ショッピング・カートに坐って、進むにつれて、棚の上の商品をあれこれ熱心にみていた。そのとき、私の友だちがエリーと同じ年の小さな娘を連れてきているのに出あった。ところで、その子は難産だったので、生まれるときに輸血が必要となり、酸素不足の状態で出産したのだった。このため、脳障害を起こしている恐れがあった。でも、その少女は元気そうにみえた。ショッピング・カートの中で、同じようにいきいきしてはいたが、エリーのように落ち着いてはいないで、ふり返ったり、母親を見上げたりしていた。

私がみていると、その子はキャンディの箱を指さした。

このとき、突然、私はかってエリーが物を指さしたのを一度もみたことがないのに気がついた。

指さすという行為は、単純で、初歩的な、自発的な行為なので、これを分析したりするのは馬鹿げてみえる。赤ん坊はみんな、指さすではないか。ある物に注目し、指さして人の注意を引きつけるということは、世界に向かって自己を拡張することである。そこから、この変化に富む世界の扉を開く「あれはなに？」という質問がでてくる。指さすこと、物のある所にいこうとすること、物をつかむこと、こうした行為はとりもなおさず自己と外界とを結びつけることである。欲求を感ずることは、他人との関係をもつということなのである。

近所の男の子は、もうじき三歳になるのにまだよく話せない。だから両親は心配しているのだが、しかし、その子は私のところへ近寄ってきて、私の顔を見上げ、ブランコを指さす。その子の発音は不明瞭だが、「これが欲しい」と言っているのはわかる。だから、ブランコに乗せてやれる。その子は、そのうち話せるようになるだろうし、なにも心配することはないのだ。

エリーは、もう八歳である。私はまだ、この子が指をさす行為をみたことがない。エリーは何百という単語を知っている。しかし、その語彙の中には、「長方形」や「三角形」「六角形」という言葉はあるのに、「あれはなに？」という言葉は入っていない。（九一―一一頁）

自閉症にジョイント・アテンション行動がみられないことは、自閉症の本質的な特徴である。健常児は、生後五ヶ月まで、母子の相互模倣ゲームである情動的相互交流によって共感という情動状態を分かち合う時期である。その後、ジョイント・アテンション行動の母子での経験共有の機能は、多くの情動の伝達を意味する。

自閉症児の場合は、母子の情動的結びつきの欠如は、相互模倣ゲームの失敗によることが多いと考えられ、その後のジョイント・アテンション行動の欠損を引き起こすとみられる。

相互模倣ゲームの失敗は、その原因を脳の機能障害として子どもの側に帰する傾向がありがちであった。しかし、乳幼児は母親から身体表出によって発せられた態度をすぐに知覚し、共感的に反応するような生物学的にもって生まれた「埋蔵された」能力を有しているものである(九)。自閉症児は通常の情動表出や、母親の行動を知覚し応答する能力に生得的に問題があるのではなく、母親との情動的結びつきの経験が限定されていることが考えられる。

相互模倣ゲームの失敗の原因は、むしろ母親が子どもを模倣するのが不十分であることに帰せられるのではないか。

クララとエリーの情動的結びつきが十分でなかったことを暗示している二つの事件を紹介しよう。

ある日、パパの友人が私たちの町をとおりかかって、立ち寄ったおりのことだった。この人は長身で、声の大きな人で、エリーについてなにも知らなかったので、可愛い赤ん坊をみると、警戒心もなく抱きあげて頬ずりをした。高く抱きあげると、エリーは喜んで、ふつうの赤ん坊のようにキャアキャアと声をあげた。そのうち、あの無感動なエリーが立ち上って、この見知らぬ人のそばに近づいていき、彼のひざの上によじ登ったのをみて、私は信じられない思いにかられたものだ。一年半後、エリーをこの友人のところへ連れていったのだが、彼はもはや神通力を失ってしまっていたのである。そのときには、彼もエリーのことを知っていて、知的で感受性豊かな人なら誰でもするように、エリーをやさしく慎重に扱ったが、もう、エリーはこの人を見ようともしなかったのである。

理性にコントロールされた行動は、エリーが最も忌避《きひ》していたものだったのだ。情動的行動は本能に由来するもので、ホブソンのいう親子の情動的結びつきが必要だ[六]。この親子の情動的結びつきは、ともすれば、生得的に子どもの情動に問題があるようにみられもするが、この場合、むしろエリーの方から情動的接近を試みているではないか。

この事実はなにを教えているのだろうか。最初に友人が示したエリーに対する手荒な行為は、私たちがそれまで本能的に避けていたものだったが、それがエリーのカラを破ったのだろうか。私たちがエリーの城に闖入していくためには、城塞の中に私たちに加勢することはできないまでも、たぶん私たちの勝利を願っているはずの兵隊たちがいるのだと信じなければできないことであった。

エリーは触ってもらったり、ときには相手になってもらうのが好きだったので、平穏な世界の内側では、彼女は退屈しているのがわかっていた。

一時的にせよ、エリーとの接触に成功した人たちのやり方をみて、俳優のしていることをまねてみようと考えたのだった。

俳優やよい教師というものは、自分と対者——観客であれ、子供であれ——との間に距離があったら、自分の方から橋をかけて意志の疎通をはからなければならないことを心得ている。パーソナリティの力だけがこの橋となるのだ。

まず、やり方を工夫してみなければならない。このやり方が不自然で大げさにみえようとも、気にしてはならない。俳優というものが一般の人より表現力を豊かに身につけている人であるならば、私も声の調子、間のとり方、身ぶりを学ばねばならない。私たちが締めようとしている距離は、俳優と観客との間のような物理的なものではないので、俳優にはできない方法も使うことができる。急に近づいて驚かしたり、俳優が音色を変えるように、強く触ったり、そっと触れたりして注意をひきつけることもできる。探してみるならば、方法はいろいろある。大切なことは自分のパーソナリティをぶっつけていくことである。ときにはもの笑いの種になるかもしれないが、それすらも気にしてはならないのだ
これだけなら、ただの誘惑というものである。この点を間違えてはならない。人に愛されるようにと求められてもいないのに、自分のあらゆる魅力をひけらかしているのだから。一歩進んで誘惑以上のことをするためには、愛の責任を負わなければならない。愛は束縛するという事実を受け入れねばならない。実行するつもりのない約束をほのめかしたりしてはならない。人をおびきだしておきながら、いざというときに相手にならず、ほったらかしたりしてはいけない。

エリーの遊び相手はほとんど私だった。

自分の娘と触れ合いをもつのに、これほどの用意周到な覚悟をもたねばならないのだ。子ども

が、親に甘えたい、関わり合いたい、繋がり合いたいという思いとともに、甘えることによって傷つくことが怖いという葛藤状態がみられる。同様に親にも子どもとの関係欲求をめぐって、相反する気持ちが混在するアンビバレンスが存在するのだ。

エリーが三歳の夏、友だちの医者夫婦が訪ねてきた。彼らも知恵遅れの息子をもっていたので、彼らフレッドとジョアンヌは特別の興味をもってエリーをみた。（中略）

エリーはジョアンヌが同じ部屋にいても、もちろんなんの反応もみせなかった。私のいうことさえ聞こうとしないエリーが、他人のいうことなどきくとは思えなかった。ところがジョアンヌはただの人ではなかった。彼女は私の知らない技術をもっていた。それは自分の小さな息子――動きがのろくて、みるからにどこか器用なエリーとは違っている――のためにみつけだしたものだった。ジョアンヌは、陽気で活発で行動的な人だ。彼女はエリーに向かって「バ・バ」、「ラ・ラ」と意味のない音を浴びせかけた。すると、エリーはその音をきつけた。おじけづいて尻ごみすると思ったのに、ジョアンヌの方を見てにっこり笑ったのだった。数ヶ月後になってもエリーはまだ「ラ・ラ」を口にしていたのである。

この場合も、エリーの方から情動的に反応したのだ。音楽的センスは理性より情動が支配する。エリーが指さしをしないということは、エリーに情動的欠陥があるのではなく、クララとエリー親子の情動的結びつきの欠如を示唆するものである。

親子関係

このような親子関係がもたらされた要因はなんだろうか。この著書の訳者である松岡淑子さんが記述しているパーク夫人の印象は次のようなものである。

夫人は見るからに知的な風貌で、パーティでお逢いしても、余計な無駄口などきかれないため、ちょっと取っつきにくい感じのする方だった。小学校では二年も飛ばして進級されたほど、学力優秀だったそうである。

このような理知的な母性と相互模倣ゲームの模倣とは必ずしも両立するものではない。

またクララは、自分が実際にしたいことは、人に教えることだったとわかり、その実現に向け未来をあれこれ思い描いていた。そのとき、四度目の妊娠をしていることを知り、育児をもう一度繰り返さねばならないことになった。こんなとき、母親がこのような気持ちを抑えて子育てをするとしたら、クララは、相互模倣ゲームをエリーとはたして楽しくやれただろうか。

そして、夫は物理学者であり、家には科学的なものの見方が浸透していたとクララは言っている。相互模倣ゲームの親の役割と科学的な考え方とは相いれないものである。

クララは次の様に述べている。「ほかの子供たちのことで忙しかったので、ある期間は、この子が私の手間をとらせないのをかえって喜んでいたぐらいである」と。このような心境で、相互模倣ゲームを楽しくやれただろうか。

乳児が親を模倣するのと同時に、親も乳児を模倣する。このメルチョフとムーアの相互模倣ゲームの概念は、初期コミュニケーションにおいて、母子の共感を生みだす有意義なものであり、母子のあいだの同一性を確認するものである。

クララは、いままでの三人の子どものように、初心に立ち返って新鮮な気持ちで、子育てができていただろうか。乳児であるエリーの模倣をしていないとすれば、相互模倣ゲームは成立していなかったことになる。そうなら、クララとエリー親子のあいだで、共感という情動的結びつきは築かれていなかったに違いない。

したがって、エリーとクララとのあいだで、「甘える―甘えられる」親子の基本的信頼関係が築けていなかったので、一つの対象への関心や興味を分かち合う関係をもてなかったと思われる。

エリーに指さしがみられなかったのは当然といえば当然である。

自閉症児の親

カナーが最初にとりあげた十一例について、父親の職業を調べてみると、精神科医四人、法律家一人、化学者一人、病理学者一人、農学部教授一人、広告マン一人、技術者一人、実業家一人という結果になった。一一人の母親のうち、九人までが大学卒だった。これは一般の知的水準をはるかに上まわっていた(一〇)。

自閉症児の親はほとんど例外なく教育程度が高くインテリで、より高い職業的能力をもっており仕事に成功している。精神分裂病の子供の親とはきわだって違った点があった。精神分裂病の患者の家庭には、世間一般の割合よりも多くの精神病患者がいたが、自閉症の患者の家庭には、非常に少なかったのである。

自閉症児をもつ両親は、仕事に対して前向きで、しかもものごとに超然とした態度がとれる。そうであるなら、仕事の上では成功する。しかし、こうした性格は、子供を育てるのにはあまり向いていない。カナーには、これらの両親は超然としすぎ、自制しすぎているように思えた。要するに、彼らは、「ユーモアや温かみのない完璧主義者――人の間にいるより、抽象の世界にひたっている方が気楽で、人間関係を機械化したようなつき合い方をしている」人たちだったのだ。中には例外もあって、両親のうち、約一割はやさしく子供への責任感ももっていた。それにもちろん、こうした性格がどの子にも害を及ぼすわけではなかった。自閉症児の兄弟姉妹たちはみんな正常だった。双生児の自閉症児の場合を除くと、同じ家庭で二人目ということがない。しかし、一般的にいって、両親像というものはかなりはっきりしたのだった。

夫も私も、確かにこのグループに属する。二人とも、大学卒以上の学歴があり、そろってひどく内気だった。二人とも、向こうから知人が近づいてくるのを目にすると、出会いがしらに声をかけねばならないのがいやで、本能的に道路を渡って避けてしまうぐらいであった。私たちは二人とも、超然とした態度をとれた。思考を中断しないためには、こうした態度はむしろ必要である。私たちは二人とも、なにごとにつけ自制するように躾けられてきたし、生まれつきの性格もまたそうだった。（中略）夫と私はよく似ていた。この共通点が私たちを結びつけ、いっそう親密にさせてきた。こうした性格は、これまではよいことに役だってきていた。それが今、病理学上の問題点にされてしまっているのだった。

クララが考えるインテリの母親像は次のようなものだ。

一見したところ、この母親たちは環境によく順応しているような印象を与えるかもしれない。教養があって、有名人である場合も珍しくない。しかし、よく調べてみると、大多数の者は大人になりきっていないで、ナルシストで、社会的なつきあいは不安定であることがわかる……。見たところ自信ありげで、人ともうまくつきあっているようにみえるが、心の内部では、孤立している。このタイプの母親は二つの心の層をもっている。外界と接触している表面層は薄い皮で、その下には世俗から超然としようとする層がある。こうした二重の層をもつことが日常化すると、重大な情緒障害をひき起こすことになる。

インテリの母親像の問題点や、エリーを妊娠したことを喜んではいなかったことなどを、心理学的にいろいろ詮索することはここではやめようと思う。ただ、相互模倣ゲームにおいて、母親の役目である乳児の顔の運動模倣がなおざりにされていた可能性は指摘しておきたい。

母子に共感の欠如があり、「ことば以前のことば」獲得にいたらなかった

クララは次の様に言う。

エリーはなにも見ようとしなかったが、なかでも無視したのは人間だった。彼女は耳で聞こうとしなかったが、人の声にはとくに無関心だった。なによりも理解できなかったのは、人の言葉や、人間らしい関心事だった。彼女は話さなかった。

自分の手を道具として使うのをいやがる子供でも、言葉を覚える苦労をいとう者はめったにいない。

しかし、はたしてそうだろうか。これは、大人としてのクララの論理である。母子のあいだに共感が生じていなければ、子どもは決してことばを模倣しない。したがって、ことばを獲得できないのだ。

言葉とは、そもそも人の存在を認め、連帯性をもちたいという欲求からでてくるものなのだ。

しかし、そんなことを子どもはまったく考えていない。母子のあいだで、相互模倣ゲームが存在しなければ、クララとエリーとのあいだに共感の感情など生じてこない。したがって、ことば以前のことばである「共感・共鳴の世界」、「やりもらいの関係」を、母子とのあいだで築くことなどできるはずがないのだ。親子の同期は起こらず、ことばの模倣も生じない。当然ことば獲得につながらない。

母子の情動的結びつきである共感・情動を抜きにことばを語ること自体、私たちはことばというものを理解していないのだ。クララ、もっともクララに限らず、ほとんどの親はそうした知識をもっていない。

エリーに欠けている能力の中で、どれが根本的なものなのだろうか？　自閉症という名称の由来である、自己の中への逃避――という、このもっとも顕著な症状を強調すべきなのだろうか？　あるいは、こうした現象はもっと精密な検査を必要とするのだろうか？　全てのことの説明がつくような、深部にある種の欠陥を設定してみるべきなのだろうか？　おそらくは脳に障害があるので、知覚したものを認知したり、役だてたりすることができないのだと――。

ふつう、生まれたときにたくさんあった神経細胞やシナプスは、三歳までに余分なものは刈りこみといって削除されていく。しかし、自閉症児にはこれらの削除不全がみられ、皮質とくに前頭葉と側頭葉が厚いといわれる。このような病理的な変化を、自閉症の原因と考えるか、それとも言語機能を獲得できなかった結果とみるか。著者は、当然結果と考えている(二〇、二〇)。

そもそも自閉症を診る医者は、精神科医である。精神科医は確たる証拠もなく、脳の機能障害で説明しようとする。本来は、小児科医が、母親と乳幼児の関係を詳細に観察し、問題点をあらいださなくてはならない。しかし、実際問題として、乳児期に母親と乳児の相互模倣ゲームを観察することなどなかなかできないのである。こころを構築するのは言語機能だから、ことば獲得にいたらないならばこころを築けないのだ。脳の機能障害とは言語機能を築けないことなのだ。相互模倣ゲームの不成立と、親子の同期の失敗、合意的コミュニケーション相互作用不成立による、ことば獲得の失敗、すなわち、言語獲得障害で説明できるのだ。

聾や唖といった、本当の障害をもっている子供たちもいる。が、こうした子供たちはいきいきとした感情をもって、反応したり、外界と交わったりしている。その欠陥がどんなものであっても、内在する力がそのハンディキャップの壁をおしのけて、外界と接触させようとするのだ。盲目ならば、指を使って探し求め、唖ならば欲しいものをつかんだり、叫び声をあげたりする。

物を探し求めることもしなければ人に近づくこともしない、憎しみや怒りの感情もなければ、何の欲望もない二歳になる自分の子を前にして、人はなにを考え、どう行動したらよいのだろう?

内在する力とは、母との情動的結びつきである。母との情動的結びつきがなければ、ことば以前のことばである「共感・共鳴の関係」、「やりもらいの関係」が築けないので、ことば獲得にいたる同期・模倣に発展しないのである。

この世に背を向けている者に、この世への欲望をもたせるにはどうしたらいいのだろう？花や、縫いぐるみのお人形、オレンジ色のキャンディを差しだしてみる。ところが、みんな無視されてしまう。幾度繰り返しても……。触ること、見ること、聴くことは喜びをもたらし、世界のさまざまな面に興味を抱くものは報われるのだというふうに、どうやってわからせたらよいのだろう。

理性的なクララは、情動・感情で子どもと接することができなかったのだ。ついつい理性的に接してしまっていた。

もっともつらい問題だが、壁を立てて引きこもっている隠者に、この世には人々が存在していることを、その人たちは優しく親切で、みんなお互いに必要とし合っていることを知らせるためには、どうやって近づいていったらいいのだろう。

クララは大人の論理でものをいっている。乳児のとき、エリーは相互模倣ゲームで無視され続けてきたのだ。そうだとすれば、エリーとクララとのあいだで共感が生じ、同期・ことばの模倣にいたる道筋が築かれるはずはないのだ。

したがって、クララは、乳児の論理に思いを馳せなければならない。いや乳児に論理などはない。乳幼児の情動に関心をもたなければならない。

クララが、乳児エリーとコミュニケートできなかったつけがきているのだ。

エリーには、母親に「甘えたい」という気持ちと、「甘えることによって傷つくのが怖い」という相反する思いが混在していると考えられる。

乳児は、自分の真似をする大人とどちらを好むだろうか。もちろん、自分の真似をする大人を好む。メルチョフによると、相互模倣ゲームで、母親が模倣を怠っていると、乳児は母親と共感を共有できずに、甘えることによって傷つくことが怖くなる。口を開けたり閉めたり、舌や唇を突き出したり、母親に一生懸命に親愛のメッセージを送り続けているのに無視されることが積み重なればどうだろうか。母親にこれ以上深く関わることをやめるだろう。母親にこれ以上関わってはいけないと思うのである。母親とのあいだに共感は生じないだろう。母親に対して安心感が育まれないだろう。

「甘える・甘えられる」関係が確立し、安心感に包まれて世界との関わりをもっている子どもは安心感によって気持・自己感は大きく膨らみ、外界の刺激は快適で心地よく感じる。

しかし、エリーのように、クララに対して安心感に乏しい状態であると、強い不安感に包まれ、警戒的になっている。このような状態では同じ刺激であっても、エリーには圧倒されるような力で侵入してくる。どんな刺激であってもすべてが不快な色調を帯びてくる。自閉症の人々の回想では、あらゆる刺激が洪水のごとく押し寄せ、世界は恐ろしい形相で迫りくるように映っているという。

自閉症児の知覚体験は、安心感のなさという情動のありようとまさに渾然一体となったかたちで行われている。

知覚と情動は分化しておらず、融合し、共時的に働いている。したがって、エリーの情動の安定化を促すには、クララに甘えることによって安心感を育むことしかないのだ。

ことばを理解できない、こころがない

エリーが二歳半を越えると、この子を知っている者が何よりも心配したのは、この子がしゃべらないことだった。(中略)

話せないことだけに焦点をしぼってみても重要に思われたのは、彼女がしゃべらないことより、いわれたことを理解しないことだった。さらに問題だったのは、なにかいわれても、聞いていないようにみえたことだった。

いろいろな事実が、唖でも、聾でもないことを証明していた。それらの事実については、ここでは触れないことにする。

エリーが話しはじめたのも、とくに遅くはなかった。一歳二ヶ月のとき、「クマ」とふうに言った。一ヶ月位後に「ママ」といい、翌月には「パパ」といった。次の月になると別の単語をしゃべったが、そのうちに、新しい言葉を覚えると前に言っていた言葉は言わなく

なることに気がついた。いつになっても一言しか言えないのだ。それに、縫いぐるみの熊に向かって「クマ」というのに（面と向かって言うのだから、偶然に口にした言葉ではないのに）、私たちが「クマ」と話しかけても、わかったようすではないので、おかしいと思うようになった。

一般の子供は話せる言葉よりも、知っている語彙の方がはるかに多く、話せないことでも言われればわかるものだ。話せる言葉にしても哀れなほどわずかだが、言われてわかる言葉はもっと少ないという子供を前にしてすっかりとまどってしまった。

クララがエリーのことばを記録しはじめたのは、一歳一〇ヶ月のときである。

二歳になるまでに話したことばは、先に挙げた三つのことばと、「歩く」と「ノー」と自分の名前だった。しかし、その中で人にいわれてわかることばは、「エリー」と「ノー」だけだった。「エリー」といわれればその方を向いたし、「ノー」といわれれば、していたことをやめた。「くる」という言葉はいえなかったが、いわれればときにはわかった。これで全部だった。

彼女の言葉については、語彙が少ない以外に、もっと変わった特色がある。エリーもたまにはものをいうが、その言葉は、意志を伝えるために使われるのではない。彼女には、言葉とはいろいろなことを伝えるための手段であるとの考えがないのだ。

生物学的には、ことばは合意的コミュニケーション相互作用で指示機能をもっていない。指示機能をもつようになるのは、ことばが社会生活で使われるようになり、母子以外にも、人と人との結びつきが生じ、コミュニケーション相互作用において指示機能が必要になるからだ。エリーに、指示機能としてのことばが使えないのは、親子の情動的結びつきを必要とする合意的コミュニケーション相互作用によって話ことばを獲得していないからだ。話ことばを獲得していなければ、指示機能を有する象徴的コミュニケーションも構築できていない。要するに、言語機能そのものが形成されていないのだ。指示機能は、言語を使って社会生活を営むことによって生じてくるものなのだ。

エリーは一家の一員として生活していなかったのだ。エリーは、家族とのあいだでさえ、社会生活を送っていなかったのである。

二歳半頃までには、「本」、「ビン」、「ミルク」などといった簡単な名詞がいくつか私のノートに記録された。そのノートには「そこにいる」といった活動に関する言葉ものっていた。エリーはこの言葉をいつもかくれんぼのときの口調でいったのだった。かくれんぼは、私がついにエリーに興味をもたせることに成功した遊びだった。しかし、エリーはこれらの言葉をただ口にするだけで、いいたいことがあって使うのではなかった。私をみれば、「ママ」というときもあったが、私を呼ぶのに「ママ」という言葉を使おうとはしなかった。縫いぐるみの熊をみれば、ときには「クマ」といったが、熊がほしいときに、「クマ」といって頼むことはなかった。

エリーは、社会生活を送る必要なツールとしてことばを使っているのではない。

エリーは、もっとも簡単な言葉の習得法である、人のまねをして繰り返していってみる、ということをしなかった。（中略）言葉は意志伝達の手段であるのに、エリーの言葉はだれに向かっていうのでもなく、なにかわけがあって口にするのでもなかった。ただ言ってみるだけのものだった。（中略）

ふつうの子供の語彙は、手や足を使っての技と同様、積み重ねられ、豊かになっていく。単語が一つずつ加わり、それから文章に組み合わされる。だが、エリーの場合は違っていた。何年もの間、彼女の語彙は、新しくふえれば、それだけ一方で減っていった。大ていの場合、前の言葉は単純に消えてしまった。

人の真似をして言葉を獲得していくには、親子のあいだで共感・共鳴の関係が成立し、親子で同期し、合意的コミュニケーション相互作用によってはじめて模倣が生じる。エリーの場合は、クララとのあいだにこのような関係ができていなかったのだ。

社会生活を送る必要なツールとしてことばを使えないのだ。

言語の進化の歴史において、ことばはあるときは指示機能を担った象徴的システムであったのであろう。食べ物がどこにあるとか、安全な場所、危険な場所の情報を仲間とやりとりするとき、海、山、川、森などを表わすしるし、記号があった方が好都合であったと思われる。道具を作れば、それに名前をつけた方がそれらを貸し借りするとき便利であったに違いない。

また、動詞のような動作を表わすことばがあった方が、グループで生活するとき、円滑に事が運んだに違いない。

このような名詞や動詞は、指示機能としての働きも担ったと考えてよい。しかし、正しいとか美しいとか楽しいとかの形容詞は、人によって、正しいと思うもの、美しいと思うものが違うので、指示機能というよりも、合意的コミュニケーション相互作用としての協働的行動が当てはまる。

また、名詞、動詞、形容詞などのことばではなく、何かまとまったことを表わす文脈も、合意的コミュニケーション相互作用としての協働的行動である。

何かを話したからといって、相手に聞き届けられるとはかぎらない。何かを聴いたからといって、納得したとはかぎらない。社会化が進むにつれて、本来のことばの機能であるコミュニケーション相互作用は、ますます複雑になっていったと考えられる。

防衛庁長官が、「原爆投下は、あの当時あの状況では仕方がなかったものと考えられる」と発言する。原爆が投下された広島、長崎の人々にとってはまったく合意できないとんでもない発言である。しかし、本土決戦が避けられないと覚悟していた人々にとっては、ある程度合意できる内容である。

このように、ことばの送り手と受け手がいろいろ変ることにより、同じことばでも、まったく異なる反応で受けとめられる。かように、ことばは何かが伝達されるものではなく、ことばの受け手に何が起こるのかに関わってくる。したがって、ことばとは、本来、情報を伝達するということとは、まったく異質のことなのだ。

このことばの本質を理解してもらうために、細胞のオートポイエーシス・システムとしての特徴を再度述べる。

言語機能とオートポイエーシス

ある細胞が、ある分子Aとの間に相互作用を行い、その分子を自分のプロセスのなかに巻き込むなら、この相互作用の結果生じることは、分子Aの特性によって決定されるのではない。分子Aが、オートポイエーシス・システムである細胞のメタボリズムの中でどのようにみられ、どのように受けとめられたかが問題になるのである。その分子Aを巻き込む細胞が、どのように分子Aと相互作用を行ったかにかかっている。

相互作用の結果もたらされるものは、要素ではなく組織が決定するということである。

このように、ある細胞と分子Aとの間に起こる相互作用は、ことばの受け手と送り手に起こる相互作用と同じなのだ。

人の言語機能を生む神経システムも、細胞と同じく、オートポイエーシス・システムである。

エリーが言語獲得の課程を踏めなかったとしたら、オートポイエーシスの課程を踏んでいないということである。

マトゥラーナによれば、神経システムの構造は、有機体の個体発生にそれ自身が参加することによって規定される。したがって、神経システムの構造は、有機体の相互作用すなわち言語機能の歴史の関数であるといえる。

したがって、エリーの言語機能は、こころ、人格を作りあげるようなものにはなっていないのである。オートポイエーシス・システムとしての言語機能を構築できていないのである。「何年かかっても、エリーは私たちが教えた何百という物の名前のうち、哀れなほどわずかな単語しか覚えなかったのである」（一三四頁）

ことばは教えて覚えるものではない。ことばとは親子で同期し、合意的コミュニケーション相互作用で、模倣によって獲得されていくものである。ことばの一つひとつが言語システムの範疇的汎化・論理的汎化機能の中に取りこまれていくのである。すなわち、オートポイエーシス機能を成就していくのである。ということは、エリーの言語機能は、オートポイエーシス・システムを形成していないといえる。

エリーには、能力のないことがいろいろあったが、なかでも、話せるようにし、理解できる力をつけさせることが一番難しかった。

日常をともに体験していくという集団共同生活を基盤にして、私たちの体験世界とそのもつ意味を、子どもとともに分かち合っていくことが必要である。その営みを通して子どもは話ことばを獲得していくのである。そのためには、子どもと親とのあいだで、濃密な対人交流の蓄積が必要である。この考えがあまりにもなおざりにされ、ことば獲得の失敗を生得的な脳の機能異常に帰して考えるのは、なぜだろうか。子育ての問題点を親に帰することによって無用な不安感を与えないようにする配慮のみが重視されるのもどうだろうか。

言語獲得の課程を踏むということは、言語形成の範疇的汎化機能・論理的汎化機能をもつようになるということである。神経システムのオートポイエーシスが構築されることである。

経験を積み上げるということは、行為、ことばが理解できるということである。理解できる・わかるということは、変わるということである。オートポイエーシスが成就していなければならないのである。教えてもらって覚えたこととは違うのである。教えてもらったことばは忘れるが、理解し発語したことばは、脳の神経ネットワークに組みこまれ、その人のこころ・人格となることばである。

自閉症児のあらゆる欠陥は、個々の経験を積み木のように一つ一つ積み上げていくことができない、あるいは、しようとしない、というこの一点にしぼって考えることができるだろう。これが五感を冒し、言語能力や行動や、感情さえも冒すのだ。自閉症児は一つの音から他の音へ、一つの言葉から次の言葉へ、ある思考から別の思考へ、ある経験から別の経験へと自然に移行していくことがない。

ことば、思考、経験、すべて言語機能である。言語を獲得していないエリーにとっては、オートポイエーシス機能を構築していないことを意味する。

「エリーの方が算数はできるけど、お行儀は僕の方がいいや。」この広い意味でのお行儀こそ、彼女が今一番学ばねばならないことなのだ。

特殊学級のほかの一〇人の知恵遅れの子たちは、社会生活への適応という点ではるかに先をいっているということだ。

複雑な社会的関係をこんなによく把握している子供たちが、なぜこんな簡単な数学の問題がわからないのだろうか。彼らにはあって、エリーにはないもの、それはなんなのだろう。なぜ彼女がもっているさまざまな能力は、互いに密接に関連しあって、もっと広範囲に経験を理解できるようにならないのだろうか。

知的障害があり学習するのが困難でも、自閉症でなければ、身のまわりのことがうまくでき、社会的な適応にまったく問題はない。なぜならどんな問題を抱えていようと、彼らにはある程度の常識があるし、ある状況から学んだことを別の状況に応用できるからだ。家族や周囲のものと共同生活を実際に送ることによって、いろいろな常識・経験を身につけることができたからだ。

自閉症児は、ものごとのパターンを認識できず、ひとつの状況を汎化（一般化）して別の状況に応用することができない。情動的コミュニケーションを基盤とした話ことばの基本である範疇的汎化・論理的汎化機能を構築できなかったからである。したがって、いわゆる常識的な行動ができないし、理解力がない。すなわち人格形成ができていないのである。

話ことばを獲得できなかったことは、範疇的汎化・論理的汎化という話ことばを構築する機能をもち得なかったことと、状況・情況を理解することができないことを意味する。常識ある人格をもったこころを育むことができなかったのである。

エリーは、オートポイエーシス・システムである言語機能を構築できなかったということである。

エリーが真似をしないなら、こちらが真似をしよう

あるとき、クララは気づくのである。

以前は、エリーが相手を必要とせずに一人で遊んでいるのをうれしく思ったものだった。しかし、彼女があんなにも気持ちよさそうに孤立しているのを、そのままにしておいてはいけないと決意していた。

エリーは両足を蛙のようにひらいて、床に腹ばいになっている。毛布をかぶっているが、私にはその格好がわかり、一定のリズムをとっているのがわかる。彼女は熱中していて、私など必要としていない。私はエリーのそばにかがみこんで、彼女が気づきたければ気づけるし、無視したければ無視もできるようなやり方で、彼女の世界に入っていこうと機をうかがう。

まず、指を一本毛布の下に入れてみて、それから手を入れる。なんの反応もない。頭をつっこむ。エリーは私が入ってきたのを知っている。今は二人して、外界から身を引っこめて体を寄せあっている。ここは裏側で、温かくて、暗い。こうして親密さを肉体をもって表すのだ。ここにはなにもむずかしいものがない——。なにもすることもなければ、いうこともない。ただこうして、毛布の下で時が過ぎるのを待つだけだ。

しばらくたつと、毛布の端から顔をのぞかせる遊びをするようになった。「イナイ、イナイ、バァ」も二歳までにはできるようになった。私たちは少しずつ前進していき、エリーは私が彼女の領域内に入るのを歓迎するようになった。

やはり、エリーは孤立していたのではなかった。母親と接触をもちたかったのだ。こんな当たり前のことさえ、長い間、クララは気づこうとしていなかったのだ。

エリーの遊び相手はほとんど私だった。エリーの兄や姉たち、とりわけ父親は、私より上手な遊び相手のはずだったが、みんな日中は家にいなかった。自然に私がいつも相手になったので、こうしておびき出しはじめた最初の年、彼女はだんだん私に寄りかかってくるようになった。もう長い昼寝はしなくなっていたし、独りぼっちで庭を這いまわることもなかった。

最初のうちは私が彼女のいる所についてまわっていたが、そのうち彼女の方が私の後を追うようになって、二人が別々の部屋にいることは珍しいほどになった。エリーはほかの子供たちが私と彼女の遊びに入ってこようとすると、やきもちをやくようになり、ほかの子供が私たちの散歩についてくることもいやがった。依存心とともにさまざまな感情も起こってきたが、なかでも際立っていたのは喜びの感情だった。

母親と接触することに逡巡していたが、母親と情動的な結びつきを求めていたのだ。他の子どもたちがいるのを嫌ったのは、母親を独占したかったのだ。

指さしができないのは、エリーとクララのあいだで情動的結びつきが欠如していたことを述べたが、なにもエリーの情動に生得的に欠陥があったためではなかったのだ。

エリーが、他人とつながりをもてるようになる――、このことこそ私たちが求めてきたことであった。彼女はそうなっても、まだまだ超然としたところがあった。私の関心をひこうとするほかの子供たちがいない場合には、彼女は愉快そうに私をまったく無視するのだった。競争相手であるほかの子どもたちがいなければ、クララを愉快そうに無視するのは、乳児期の相互模倣ゲームで、あたかも自分が無視されたことへのお返しであるかのようである。

私の子供はまねをしないのだ。エリーがまねを尻ごみしてしまう過程には、どんなことがあるのだろう？　彼女にもまねができることは明らかだった。ある言葉、ある歌、たまにするある動作がこれを立証していた。では、なぜ彼女はまねをしないのだろう？母親が円を描いてみせると、すぐにまねして描くのと、一日か一週間経ってから描いてみせるのとでは、いったいどう違うのだろう。

時をおいてまねをする方が、はるかに難しいという相違点がある。こうしたことはできない子供がたくさんいる。それなのに、エリーがまねをする場合、いつでも時間が経ってからまねるということは注目すべきことである。エリーはあとからまねをするということで、ハンディキャップを自分でつくりだしているのだ。この時間をおくということは、なんの役目をしているのだろうか？

おそらく、自己の孤立を維持する役目をしているのだ、と私には思われた。もしだれかが円を描いたあとですぐ描いてみるなら、その人と自分との間にかかわり合いができることになる。だれかが送り、自分がそれを受ける。しかし、時間をおいて描くなら、二人の関係はあいまいなものになり、自分の行為を自発的なものにすることができるわけだ。

母親との関係、絆は、もちろんもちたいのはやまやまである。しかし、一方ではそれを否定するというエリーの切ない気持ち。この葛藤状態は、「甘えたい、関わり合いたい」という思いとともに、「甘えることによって傷つくことが怖い」という思いが併存するという関係欲求をめぐるアンビバレンス（相反する気持ちが混在する）が非常に強いことを示している（第一〇章参照のこと）。

私たちが本好きなので、この子も本が好きだ。彼女はすばやく、一ページずつきちんと上手にめくる。鮮やかな絵であれ、文字であれ、この子にとっては同じことなのだ。見ているのか、見ていないのか、よくわからないが、ただ、一定のリズムで、すばやくページをめくっている。

まったく母親の論理である。エリーは、自分にもっとも関心のない、母親の興味のある本を読むという行為を健気にも真似していたのだ。小さなエリーがこんな複雑な気持ちを抱いていたのだ。エリーが真似をしない、真似ができないのではないのだ。

自閉症の警戒心

自閉症の子どもは、乳幼児期早期から周囲に対して強い警戒心をつねに抱いている。その一方で内面には母親と関わり合いたいという強い気持ちが潜んでいる。この相反する気持ちをどのようにして緩和するかである。彼らの警戒心を弱め、少しでも安心感が生まれるようにすることが必要である。

子どもと親とのあいだの情動的コミュニケーションの成立は、子どもの情動と養育者の情動が相互に響き合うことにある。

彼女がまねをしないのなら、流れを変えて、逆に私が彼女のまねをしてみようということだった。

エリーが三歳の秋からそれをはじめてみて、四ヶ月経ったある日のことだった。エリーが「ア、ア、ア、ア、ア!」とアの音を五回続けていい、最後のアの音を高く揚げ、まねしやすかったので、私もやってみた。すると、いつもと違って、エリーも私のまねをし返したのだった。そこで、私もまた彼女のまねを繰り返すと、彼女は笑いだしたのである。私はエリーがジョアンヌから習い、今でも覚えている「バ、バ」、「ラ、ラ」という破裂音を選んで、試しに言ってみたところ、彼女はすぐにそのまねをした。次に彼女が今では言わなくなってしまっている「目」という言葉を、賭けをするつもりで思い切って言ってみた。すると、彼女はこれさえもおもしろがって繰り返したのだった。

私たちはつながりをもった——手で触れる、接触という方法（これは無視することが難しい）ではなく、音声（無視しやすい）というものによって。

すでに紹介したメルチョフの実験は、乳児は自分のことを模倣しない大人よりも模倣する大人の方を圧倒的に好むということを示していた。乳児は模倣している大人の方を有意に長く見るとともに、模倣している大人に向かって微笑みかけたり、気をひく「テスト」行動をするということだった。

いままで、相互模倣ゲームを含めて、クララはあまりにもエリーに関心を示す模倣をしていなかったことになる。

四歳近くなると、お人形遊びをすっかりしなくなり、もう一度させてみようとすると、がんとして逆らった。人をからかっておもしろがるということに関心が移っていたのだった。この新しい能力は、いつになってもうせなかった。彼女はわざと私に水をひっかけて喜んで笑ったり、みんなが夕食の食卓についているときに電燈を消したりした。人をからかうのは、自閉症的行為ではない。

私たちは、エリーも自分の役割を受けもって、二人の者がかわるがわるにする遊びができるようになった。六ヶ月前には、ボール遊びをしても、十五センチぐらい離れたところから、ものうそうに投げ返していたのに、今は私が何メートルも離れたところから投げても、喜んで追うようになった。昔、エリーの兄や姉たちにしたように、私は広いカレッジ構内の芝生にひざまずき、両腕をひろげて十五メートルも離れたところから、笑いながらかけてくるこの子を抱きとめることもできるようになった。

ボール遊びは、「ことば以前のことばである」ものを介しての「やりもらいの関係」である。いままで、この「ことば以前のことば」である「やりもらいの関係」をもっていなかったことになる。

言葉、理解、手を使うこと、社会性と、全てのことが一緒になり、助け合って発達してきた。

ことば、理解、社会性これらはすべて言語獲得の結果である。

すでに明らかなように、エリーの言語は自発的に発達してきたものではなく、ここまで到達できたのも、ふつうの子供ならば教える必要のないものまで、私たちが絶えず教えてきたためだった。

話ことばは教えるものではなく、日常生活において模倣によって自然に覚えていくものである。親子の間に共感の感情がなければ、子どもは日常生活で自然にことばを真似して覚えていかない。

エリーがすでに知っているシンボルとしての言葉に、意味をもたせるのは難しい仕事だった。私は、彼女が言葉だけを意味もなく記憶することがないようにと、彼女に言葉を教えるときはいつも絵をみせたり、動作で教えるように心がけてきた。しかし、これまで単語カードで覚えてきた言葉の意味を教えこもうとする段階になると、彼女は反抗しはじめた。同じ単語が絵本にのっているので、指でさし示しても知らん顔をするし、それらの単語を組み合わせて、彼女の生活に関係のある短文をつくったが、いやがりそっぽを向くか目を閉じて明らかに拒否の姿勢をみせた。六十枚の単語カードをきまりきったやり方で正しく読み当てることはおもしろいが、意味をくんで読む一歩高度な作業になるといやなのだ。そしてついには、私と一緒に本をみることさえもいやがるようになってしまった。

クララがことばの授業をエリーに施そうとすれば、嫌がるのは当たり前の話だ。ことばは、子どもが自然に状況・情況に応じて真似して覚えていくものだ。覚えたときには、ことばの意味もわかっているはずなのだ。

クララのように、教えようとする傾向が強ければ、エリーが反抗するのは当然だ。

ことばとは自然に覚えていくものだ。親子の共感の情動が築かれていなければ駄目な話である。単語カードを遊びで読み当てるのは面白い。しかし、その単語カードのことばを使って勉強するのは退屈だ。拒否するのは当然だ。

話ことばは、自然に獲得していくものだ。

成長したエリー

エリーが私たちの包囲攻撃を受けはじめてから、もう六年半になる。

なんの予備知識もなく彼女に初めて会った人は、彼女が自閉症だとはとても思いつかないだろう。長い間なにも聞こうとしなかった耳も、今では言葉を聞きつけるようになったし、見ようとしなかった目も、世の中のさまざまな物ごとをうつすようになってきた。自閉的な孤立そのものも、だいぶ薄れてきた。姉たちと一緒になってキャアキャア声をあげて笑いあったり、父親とのアメ玉ゲームをしている彼女をみた人は、エリーの愛情表現を幼稚だと思いこそすれ、特別引きごもりがちな子供とは思わないだろう。ときには、手鏡を手にしたエリーが私に身をすり寄せてきて、鏡に写る二人の姿をじっとみつめて「ママ、あなた、好き！」と、連帯感を表現したりする場面にぶつかることもあるだろう。(1)

このような自然なエリーのふるまいを見ると、以前のエリーは、なにも生得的な脳の機能障害によって閉じこもっていたのではないことがおわかりだろう。

エリーは一人でよく遊んでいて、私の存在も眼中にないようだ。だが、もし私が自分の本を読みはじめれば、彼女はなんとかして私の注意をひき戻そうとするだろうし、もし私が部屋を出ていけば、彼女は遊ぶのをやめて私についてくる。私はこんなとき、だれかと一緒になにかをしたいという彼女のこの気持を充分に満たしてやり、一、二時間ほど私を彼女に占有させておくのが一番よい方法であることがわかった。そうすれば、私に満ち足りて、その後しばらくは私がいなくてもすむようになるのである。

これは、幼児が母親の注意あるいは庇護のもとにいたいという自然な感情であり、「甘え」、の行為だ。エリーは、いつのころからかクララと社会的交流ができるようになっていったのだ。エリーとクララとのあいだで、親子の基本的信頼関係である「甘える――甘えられる」関係が生じ、一つの対象への関心や興味を分かち合う関係ができたことを表わしている。

エリーにこのような「甘え」の感情が芽生えたのは、クララの方から積極的にエリーと共感の感情を共有するように働きかけていった結果である。

クララが目覚めて、エリーと積極的に接触するようになって事態は変わったのだ。なにも、エリーが生得的に親と共感する情動をもち合せていなかったのではないのだ。

この母子の触れ合いが、通常、話ことばを獲得できる限界時期――およそ生後二年以内とされる、あるいはもっと早い時期に——までに行われていたなら、おそらくエリーは自閉症にならなかっただろう。

最初のうちは私が彼女のいる所についてまわっていたが、そのうち彼女の方が私の後を追うようになって、二人が別々の部屋にいることは珍しいほどになった。エリーはほかの子供たちが私と彼女の遊びに入ってこようとすると、やきもちをやくようになり、ほかの子供が私たちの散歩についてくることさえもいやがった。依存心とともにさまざまな感情も起こってきたが、なかでもきわだっていたのは喜びの感情だった。

母親を独り占めしたいという感情は、いままでの姉妹兄弟に占有されていた母親の愛情をとり戻したい思いが表れているようだ。このような感情をいままでは表現さえできなかったのだから。この文脈は、以前にも使ったものをまた重複して使ったが、脳の機能異常のためエリーの情動に問題があったことを否定するためである。

共感の欠如

「何年かかっても、エリーは私たちが教えた何百という物の名前のうち、哀れなほどわずかな単語しか覚えなかった」とクララは述べているが、親子で情動を共有するようになってはじめて、「ことばを少しずつ覚えるようになってきた」という。

エリーが、孤立していたのも、ことばを覚えなかったのも、エリーとクララとのあいだに共感という情動が欠如していたのだ。二人のあいだで共感の感情を共有するようになって、エリーは、ことばも覚えるようになってきたし、孤立もなくなってきたのだ。

四歳十ヶ月になると、彼女の使う単語数は五十一にもなり、その半分以上を日常生活で使うようになった。これが、私がつくった単語リストの最後となった。この夏から彼女は、急速に言葉を修得しはじめ、その年のクリスマスには、固有名詞ならいくつでも覚えられることがはっきりした。言葉の壁が崩されたのだ。彼女が目にするものは、それが実物であれ絵の中の物であれ、私たちがその物の名前をいいさえすれば、覚えてしまった。日常生活に無関係な言葉でも同じことだった。夜、寝る前に一角獣や翼のある馬の絵をみせたとすれば、翌朝には、これらの言葉をちゃんと覚えてしまっていた。今や問題は、彼女の語彙を新しく増やしていくことではなく、彼女が使う言葉の幅を広げ、いくつか組み合せて言葉にさまざまな意味合いをもたせることだった。

彼女の使う言葉は、私たちが驚くほどどんどん増えていった。これが、これまでの五年間、私たちがどんな言葉を教えても、ほんの数少ない言葉しか使わなかったあのエリーとは、とても信じられないほどだった。

しかし、言葉への扉が開かれさえすれば、すべてはバラ色に変わるだろう、という私たちの期待はむなしく破れた。

エリーはふつうの二歳児のように、言葉をたやすく覚えてはいったが、その子たちのように、ふつうに話すことはできなかった。

さきほど、エリーは名詞ならいくらでも覚えることができるといったが、実は一番覚えやすい名詞でさえも、ある種のものに限定されていた。日常生活になんの関係もない「イグルー（エスキモー）の氷の家」のような単語はすぐに覚え、忘れることもなかった。「樫の木」「楡の木」「もみじ」のような単語も習得し、自分でも正しく使うことができた。それなのに、彼女の生活に深い関係があると思われるような言葉を理解することも、覚えることもできないのだ。

「家庭」「おばあちゃん」「友だち」「よその人」といった言葉は、五歳の彼女には理解できないものだったし、「友だち」や「よその人」は現在でもまだそうなのである。

現実に共同生活を、母親や父親、そして姉妹兄弟と一緒に送るのであるが、エリーの場合は、母親とのあいだで相互模倣ゲームが構築されていなかったと思われ、母親と共感を共有する関係になかった。したがって、家族という集団で、実際の日常生活を現実に経験しながら、ことばを獲得し社会性を獲得していく過程を踏んでいなかったわけである。

生活に深い関係のある社会性のあることばは、覚えることも理解することもできない。家庭、おばあちゃん、友だち、よその人などは、相対的なことばであって、日頃の共同生活で、状況・情況に即して、自然に理解できたときはじめて覚えていく。教えられて覚えていくものではない。

教えられてもなかなか理解しにくい。それに引き替え、学習で覚えることのできる樫の木、楡の木、もみじは簡単に覚えた。

固有名詞は、自分とのかかわりの度合いに応じて、徐々に覚えていった。「ママ」とはときどきいい、「パパ」ともたまにはいったが、兄や姉の名前は五年間、ただの一度も呼んだことがなかった。それが、五歳のあの実り多かった夏になって、それらしき名詞で呼びはじめ、数ヶ月後には、「サラ」「ベッキィ」「マット」「ジル」と、わかりにくい発音ながらも、たびたび口にするようになったのである。（中略）人々は初めて、それぞれの名前をもつ存在となりはじめたのであった。

言葉は、ほしい物があるときだけ使うものではなく、他人の要求や質問に答えるためにも使うものである。六歳になったエリーは、さまざまな命令に応じることができるようになったが、質問に答えるということはまったくできなかった。六歳半になると、もっとお肉ほしい？　と聞かれると、「ノー」というようになった。これはごく当たり前の一種の自己防衛であり、初めての返答としては自然なのだろう。何ヶ月かたつうちに、多様な質問にも答えられるようになり、「マットは女の子？」「ベッキィのドレスは青？」と聞けば、「ノー」と愚かな間違いを見つけたときにいつもするように、けらけら笑って答えるのだった。しかし、「イエス」という答え方は、彼女が七歳になるまで教えることができなかった。この言葉をいわないことは、幼児自閉症特有の症状だと言われている。

話ことばは合意的コミュニケーション相互作用だから、話ことばを獲得する過程において、相手に共感したとき、合意したとき、「イエス」という概念は当然もっているのである。したがって、相手と合意したとき、「イエス」ということばを使うのはそれほど困難なことではないはずである。

親との共感があり、親のことばがけがあれば、模倣によって自発的にことばを獲得していくはずであるが、自閉症児が「イエス」という答え方ができないのは、親子のあいだで共感・共鳴の関係を築けていないからである。エリーのことばは、模倣による自発的なものではなく、教えられたものだからである。

エリーが「イエス」と言えるようになるまでには、三ヶ月かかった。私たちは答えが肯定的になるような質問をし、「アイスクリームほしい？　イエス？　ノー？」と聞くと、彼女は鸚鵡返しに「イエス」と答えた。こうして、ついに自発的にこの言葉を使えるようになった。しかしこれは、「七角形」のような難しい単語を一度聞いただけで覚えてしまったのとは、対照的だった。

イエスという答え方ができるようになることが、エリーにとってどれほど大変なことであったかということは、合意的コミュニケーション相互作用であることばの本質を考えれば理解できる。エリーにとっては、ことばはいままで合意的コミュニケーション相互作用によって、自発的に模倣によって獲得してきたものではなく、教えられてきたものであったからである。

六歳になると、絵本に載っているリンゴの数を見て、「七つ」「三つ」と問われもしないのにいっていた。ところが、私が「いくつあるの？」と聞くと、答えられなかった。彼女にわからなかったのは、質問そのものだったのだ。（中略）もっと重要なことは、好き勝手に返答できるような質問には、答えることができないことだった。彼女には、周囲に数多くあるものの中から、適切なものを選ぶということができないのだ。

選択するということは、ことばの本質である。前頭葉機能が関与するものである。

想起と言語機能

「おじいちゃんはいくつ？」と聞けば、正確に答える。

想起することは言語機能で、エリーにはできないはずだが、なぜかできる。彼女は年齢には夢中になっていて、人の年齢は忘れたことはないからである。ところが、「おじいちゃんはどこ?」と聞くと、答えない。推測しなければならないからである。

近くにいる人をさして、「あれは誰?」と聞くことはできるが、「あなたの先生は誰?」とか、「お台所にいるのは誰?」という質問になると、答えることができないのだ。

これらの質問には、やはり想起、想像、推測などという言語機能がなければ答えることはできない。

「お昼ごはんに何を食べたの?」とか、「今日学校で何をしたの?」と聞けるようになるのは、まだまだ先の話である。

これも、想起するという言語機能である。また、過去のことを認識しているかどうかということだから、時間感覚が正常でなければわからないことである。ことばを獲得していない自閉症児には時間感覚の異常があるので、当然答えることができない。

六ヶ月ほどたったある日、彼女が七角形を描いてと私にせびったとき、私はその頃八角形をよく描いてやっていたし、話題にもしていたので、八角形のことだと思った。ところがそうではなかった。はっきりいおうと一生懸命努力して「七角形、七つの線!」というのだった。それはまるでいぜんから概念はつかんでいたが、それを表わす言葉を知らなくて、待ちかまえていたかのようだった。そうだ、この子は周囲の人々をみようとしなかったときでさえも形や色には反応を示していたのだ。矩形、菱形、正方形、――これらの言葉は抽象そのものである。抽象的なものでも、彼女にとって意味のあるものならば、困難ではないのだ。抽象的な概念は読み書きことばで初めて獲得するものであり、話ことばの世界では難しい。円や四角は、抽象概念で、話ことばの世界では、円は月であり四角はドアや家である。

相対的な用語が習得できなかったことは、名詞や動詞の場合よりも、形容詞の場合に大きく影響をおよぼした。色や形に関する形容詞は、やすやすと修得していったことは、すでに述べたとおりだが「大きい」「小さい」は相対的な用語なので、これほど簡単には覚えられなかった。「長い」「短い」「遠い」「近い」となると、さらに難しかった。

ふつうの親子であれば、動物園で象を見て、お父さんが「大きいね」と言えば、子どもも直ぐに「大きいね」と反応するはずである。公園でアリを見て、親が「小さいね」と言えば、子どもも「小さいね」と叫ぶはずである。声を出して発語しなくとも、具体的概念と象徴的概念としてのことばとが結びついて、将来のことば獲得に貢献するはずである。

これらの形容詞も、「長い」「短い」も、親子のあいだに共感の情況があれば、日常生活でしょっちゅう経験する状況にともなう形容詞であり、親のことばがけに反応し、真似できるはずである。日常生活を、親子姉妹とともに共同で送っていれば問題はないはずである。親が教えようとすると難しいのである。「遠い」「近い」も親子で情況の共有があれば実感として理解できるはずである。

しかし、なによりも彼女に欠けているのは、周囲の世界に対する自分の反応を表わす感情に関する形容詞である。ふつう、三歳児にとって「悪い」という言葉はきわめて重要な座を占める。それなのに、「悪い」という言葉を耳にしながら、そして何百という単語を使いながらも、この一語は使う必要を感じない子供を想像してほしい。エリーが初めて「悪い」とその反対語「よい」を使ったのは六歳四ヶ月のときだった。その一ヶ月前には、「本当の」と「見せかけの」、それに「右・左」という小学一年生にもやさしいとはいえないような概念をすでに理解していた。この順位は象徴的に思われた。私はふと次のように定義してみたくなった。自閉症児は「善・悪」よりも「右・左」の概念の方を使いやすいとみなしている。自閉症児は外界とのかかわりあいをできるだけ少なくしているので、外界のことに意見を表明するための言葉は必要でないのだ。彼らは、幼少時には、なにも要求しないし、成長してからは、物事を評価することをしない。「ノー」だけで充分なのだ、と。

「よい」、「悪い」も、親子・姉妹との共同生活で、その時、その場での状況・情況を直接経験し、自然に実感してその感触を会得していくものである。話ことばの本質的概念は合意的コミュニケーション相互作用である。クララとエリーのあいだに共感が生じ、「よい」とクララとエリーが感じる状況・情況が生まれたなら、クララのことばがけがあれば、当然「よい」という概念を獲得することができる。「悪い」も同じである。「よい」「悪い」を教えるのは難しい。話ことばは、合意的コミュニケーション相互作用で獲得しなければならないのである。

共同と成長

社会性を獲得していくには、この環境で、共感を共にできる人がいて、すなわち甘えることのできる人がいて、安心感をもてることが必要である。子どもは、そのような状況・情況ではじめて一人称の自己を育めるのである。

ルリアが調査した文盲の農民は、自己分析ができない、そして自己意識が虚弱である。

あなたは自分自身のどんな欠点を知っていますか。自分のどんなところを直したいと思いますか。

「これといって具合の悪いところはないな。私にはこれが欠点だというものはないけれど、ほかの人の欠点だったらわかるよ……。私のは何だろう……。私には服がこの一着と上着が二着あるだけだ。それがわれわれの欠点だ」

欠点とは、自分の内面的なことや、自分の行動のこととは考えていない。自分が持っていない、ほしいが欠乏している物質のことだと考えているようだ。

いいえ私がおたずねしているのはそのことじゃないんです。あなたが現在どんな人間で、どんな人になりたいかを言ってほしいんです。おそらく何か違いがあるでしょう。

「私は良くなりたいんだけど今は悪いんだ。着るものが少なくてほかの村では歩きまわることなんかできやしない」

では良くなるというのはどういう意味なんですか。

「それは着物がもっと多くなるということさ」

やはり、自分自身の行動や性格などには、関心がいかない。

自分自身が持っている物が、十分かどうか、現実に物質欲が満たされているかどうかが問題になる。

あなたにはどんな欠点や長所がありますか。あなたの性格はどんなですか。

性質の良い人もいれば悪い人もいますし、怒りっぽい人もいれば物静かな人もいますね。

あなたはどんな人間ですか。

「自分の心の奥をどのようにいえばいいんだろう。ほかの人に聞いてみてくれないかな。私のことについて話してくれるだろうから。自分で自分自身のことについては何もいえないな」

自分で、自分自身の性格が解《わか》るとは決して思っていない。他人が人間の性格を判断できるという考えである。

あなたは自分自身のどんなところを直したい、良くしたいと思っていますか。

「私は日雇農夫だったから状態は苦しいんだ。借金は多いし、小麦はシャクス（計量単位）あたり十八ルーブルにしかならないし。それが苦の種なんだ」

人はさまざまです。つまりさまざまな性格をもっています。あなたはどうですか。

「もし私にたくさんお金があったら製品を買う。そうすれば愉快なんだが」

お金があるとか、欲しいものを持っているとか、そういう物質的な面からしか自分の状態をみることができない。

あなたには親友がいますね。彼らの性格について話して下さい。

「アクラムとイスマトだ。もちろんやつらには違いがあるよ。他人の心の奥底を本当に知ることができるだろうか。一方の話はもう一方の話とはくい違っているし……。二人とも性格はお人好しだよ…。アクラムのほうはすぐに腹を立てるが、イスマトはそうでもない……」

口承世界に完全にとどまる文盲の農民たちは、隣人や同僚の長所や欠点であれば容易に観察し指摘することができた。しかし、自分の性格特徴とか長所・欠点についての質問に対しては、その意味さえ理解することができず、自分自身の精神的な特徴について考えることさえ拒否してしまった。そして、欠点ということを物質的欠乏や衣服や住居の欠点だと勘違いしていた。

しかし、読み書きがある程度できるようになると、自己評価の内容となっていた物質的欠乏や個人的困窮を指摘するということはなくなり、自分の日常的な社会的行動の問題点を指摘し得るようになってくる。

また、良心や罪悪感といった社会生活に絶対的に必要な概念も、何度も周囲で繰り返される正しい行動を見ることにより経験として身についていく。話ことばの獲得と同じように、周囲の人間との共感・共鳴の世界で、彼らの正しい行動を模倣していく。すなわち、実例から自然に学んでいくのであるから、やはり親子の共感関係が成立していないと、正しい概念の獲得は難しくなる。

母親、姉妹兄弟との共同生活の欠如による社会性の無さ、そして読み書きの未経験のため、良い・悪いという抽象思考は、エリーにできないのも当然である。

第七章　シャーロット・ムーアとジョージ＆サムの物語

第三章で、言語獲得のメカニズムについて、非線形科学の視点から、リズムと同期の概念を述べた。親子の相互模倣ゲームのもとに、親子のリズムとリズムが同期し、ことばの模倣が始まり、子どもの脳において、ことばどうしの論理的汎化という自己組織化プロセスが動き出す。このとき、前章では、親子の相互模倣ゲームの著しい欠如が親子のリズムの同期を生み出すことに支障をきたした例として、クララとエリーの物語を紹介した。この章では、親子のリズムとリズムの不一致が著明なため、親子の相互模倣ゲームが存在したとしても、親子のリズムの同期を生み出すに足る情況・状況が成立しなかった例として、シャーロット・ムーアのジョージ＆サムの物語を取り上げたいと思う。

予期しなかった難産

ムーア夫人は、生まれてきたジョージに対して、異星人のような印象を持ったようである。

わたしは事細かな「出産計画」を用意していた。硬膜外麻酔や鎮痛薬の投与、人工破水といった人工的な処置は、いっさい受けないつもりだった。そんなものは必要ないはずだと確信していた。最初の内診で子宮口がすでに五センチ開いているといわれ、大喜びした。「真夜中までには生まれるでしょう」という話だった。

しかし夜中の十二時をすぎても、ジョージはまったく出てこようとしなかった。子宮口は完全に開いているのに、何もおこる気配がない。長い夜がすぎていった。吹きすさぶ嵐の音と、女性たちの叫び声がきこえる。わたしの「出産計画」は、壮大な空想物語のように思えてきた。一月二十六日の午前十時にジョージがかん子でひっぱりだされた。予定日を十日もすぎて生まれたのに、やせて小さかった。体重は二千九百グラム足らず。体に胎便がすじ状についている。胎児の腸内にたまっている緑がかった黒いタールのような物質で、新生児は疲労すると、それをあたりかまわず排泄する。ジョージも衰弱しきっていたのだろう。抱きあげられたジョージと対面した。へその緒がついたままで、汚物や血にまみれている。頭には毛が一本もなく、耳がとてつもなく大きい。九ヶ月のあいだ思い描いてきた赤ちゃん――産湯を使ってきれいになった、ふさふさした髪のかわいらしい女の子――とは大ちがいだった。わたしのおなかの上にのせられると、ぬるぬるした体でうごめき、わたしは歓声ならぬ悲鳴をあげた。

自閉症者は、べつの惑星からの来訪者、異星人のようだとよく言われる。本人たちも、ときに自分のことをそんなふうに形容する。生まれてからの数日間、わたしがジョージから受けた印象も、そのとおりだった。彼がふつうとはちがうと感じたからだろうか？　それとも、難産の末にはじめての子供を生んだ母親にとって、それはあたりまえの反応だったのだろうか？　わたしは驚異の念と、尽きせぬ興味をもってジョージを眺めたが、それはただちに愛情と呼べるものではなかった。

不安からくる不眠、そして親子で同期することの難しさ（Ⅰ）

赤ちゃんというものは、よく眠るということになっている。それが眠らないというのは、大変な難産のため強いストレスがあったのだろうか。生まれてきたこの世界に対して、強い不安感を抱いており眠るどころではなかったと思われる。

生まれたその日、ジョージは一日中眠らなかった。おおぜいの人が赤ちゃんを見にやってきた。みんなの手から手へとまわされながら、彼は暗い空のような色の大きな目で、相手の顔をじっと見つめた。（中略）彼は一晩中泣き続けた。

最初の数週間、ジョージとわたしが「完璧なバランス」を維持しているとは思えなかった。ジョージはのべつまくなしにおっぱいをほしがる。例によって私をひたと見つめながら、いつまでも吸っている。見つめ返してやらないと、吸うのをやめて泣きだす。（中略）

今もそうだが、赤ちゃんのときのジョージは何かと手のかかる子だった。相手と視線を合わせようとしないのは、自閉症の大きな特徴のひとつだが、そのころのジョージは、むしろ積極的にアイコンタクトを求めた。わたしに対してだけではない。父親やわたしたちの友人、親戚、店で出会う人たちにもだ。アイコンタクトを求めるのは、体をおこして抱いてほしいという要求ともかかわっていたようだ。横に寝かされるのが大きらいだった。まわりで何がおこっているのか知りたがる。あらゆる種類の刺激、とくに視覚的な刺激を求めた。後にある臨床心理士がジョージのことを「注意力が旺盛すぎる」と評したが、おおむねあたっていると思う。

生まれてから三週間のあいだ、一時間半以上続けて眠ったことはなかった。ということは、わたしも眠れないわけだ。ジョージはこのパターンというか、パターンのなさが性にあっているようだったが、こちらはそうはいかない。ヘルス・ヴィジターの助言でおしゃぶりをくわえさす。ジョージは三時間目をさまさなかった。(中略) というわけで、ジョージは前より、よく寝るようになったが、やはり睡眠時間は短かった。二十四時間のうち、十四時間は目をさましている。

自閉症ではふつう、親子に情動の一致がみられない原因を、乳幼児に帰することが多い。ジョージの場合は、まったくその反対である。乳児であるジョージの方が、大人に積極的に接触を求めて、コンタクトをとろうとしているのである。

赤ちゃんが不安感のため眠らない、そのため、お母さんも眠れない。ということは、母子のリズムがまったく合わないということだ。母子のリズムの歩調があまりにも合わないと、母子の同期現象が起こらない。ということは、親子の共感・共鳴の世界が生まれない、合意的コミュニケーション相互作用が生じないことになり、ことば獲得にいたらない。

不安と知覚異常、そして親子の非同期

子どもは不安感が強いと、知覚異常をきたす。（第一〇章参照）とぎすまされた鋭敏な五感を有しているというのは、ジョージの不安感が並々ならぬものであったことを示している。

ジョージは何をするのも早かった。（中略）それらはすべてわたしの育児日記に、誇らしげに記録されている。生後三週間でにっこり笑い、一ヶ月目には笑い声をあげた、その後まもなくおもちゃに手をのばすようになり、二ヶ月ごろには上手にものをつかめるようになった。五ヶ月でおすわりができ、六ヶ月ではいはいし、七ヶ月にはつかまらずに立った。すばらしく頭がいいとしか思えなかった。そして、ちょうど九ヶ月になった日に、ひとりで歩いた。ジョージはとても意欲的な子だった。自分の体の三倍もあるおむつの包みをひきずって、居間を横ぎる姿が目にうかぶ。（中略）

ジョージは音楽と、水の流れる音も好きだった。泣いているときは、水道の水をだして落

ち着かせたものだ。彼の五感は、いつもとぎすまされているようだった。

ジョージは抱かれるのが好きだったが、体の力を抜こうとはしなかった。（中略）このことも、本能的に不安からくる人に対する警戒心を現しているといえる。

彼はまた、片時もじっとしていなかった。身動きできるようになった瞬間から、動きっぱなしだった。いとこのヘレナの、ふたごの女の子を抱いたときのことを思いだす。ジョージとまったく同じ年で、生後十ヶ月ぐらいだった。ふたりはぽったりと、居心地よくわたしのひざにおさまった。ジョージは絶対こんなふうにはすわらない、とそのとき思ったものだ。彼はひざの上で子犬のように身をよじる。だがそのちがいを感じても、わたしは心配しなかった。

異常な不安感からくる知覚異常である深部感覚異常である。

赤ちゃんのときのジョージは、すばらしく頭がいいとしか思えなかった。（中略）彼には、昼も夜もなかった。いつおきだして、笑ったりふざけたりしはじめるかわからない。お乳をのむ間隔もめちゃくちゃだ。何をしてやれば泣きやむか、喜ぶかもきまっていない。昨日はうまくいったのに今日はだめということが多かった。（中略）

シャーロットは、ジョージがなぜ泣いているのかがわからなかったのである。こういう状況・情況では、ジョージにとっては、不安の多いストレスに満ちた過酷な日常を強いられることになる。ジョージの強い不安感のため、母子のあいだで共感・共鳴の世界がつくられない、すなわち、親子のあいだにリズムの同期が訪れない、日常生活において、母子で経験する共通の状況・情況を同じことばで表現するということを共有できない。具体的概念がことばという象徴的概念に変換するという経験。母子共有の経験。これこそことば獲得の原点であるが、この同期現象が母子に訪れない。しかし、「扱いにくい赤ちゃんではあったが、ジョージといっしょにすごすのは楽しかった」とシャーロットがいっているように、同期現象が母子に訪れるのは、シャーロットがジョージに本を読み聞かせるときであったようだ。

本を読み聞かせるときはじめて同期する

言葉をおぼえはじめたころのジョージは、あきれるほどお話が好きだった。生後十六ヶ月のころ、よく知っているお話を読んでやっているとき、すこしでも間があくと、つぎの言葉を自分で言うことに気づいた。五十冊以上の絵本の、どの箇所のどんな言葉でも（「アンド」や「ザ」のような単語も含めて）補うことができた。歌や童謡についても同じだった。生後十八ヶ月ごろには、とても上手に歌うことができた。二歳になる一ヶ月前のクリスマスには、「慈しみ深き王ウエンセスラス」のような長いものも含めて、いくつかのクリスマス

キャロルを、音程や歌詞をまったくまちがえずに歌っていた。（中略）

こうした並はずれた記憶力は、自閉症児によくみられるものだ。

生後一六ヶ月のころ、読んでもらっていた本をこれほど覚えてしまうということは、異常である。ふだんの日常生活では母子は同期していないが、本を読み聞かせてもらっているときは、同期していたのだろう。これでは、自分のことばを獲得していくということは難しい。読み聞かせてもらっていたことばを、覚えていくようになるのは当然だ。

幼いころのジョージはいろいろなものをいともたやすく丸暗記したが、その言葉づかいに機械的なところはまったくなかった。彼は言葉を楽しんでいた。

シャーロットは作家であり、本を読むことが好きなはずだ。ジョージに本を読んでやっているときが至福の時間なのであろう。自分自身が落ち着く時間なのであろう。その幸福感に満ちたシャーロットの時間を、ジョージも共有できるのだ。しかし、ふつうの日常生活で、親子で共通の時間、場を共有するという経験、親子共通の状況・情況を共有するという経験を味わっていない。したがって、ジョージは真の意味でのことばの獲得にいたらなかったのである。

ジョージはいろいろなお話の中のフレーズをおぼえ、それを会話に使った。彼の場合はエコラリアがそうした形をとったのだ。おぼえたフレーズの使いかたがとても上手だったので、こちらはそれが問題であることになかなか気づかなかった。

真の意味でのことば、すなわちジョージ自身のことばを獲得していなかったのだ。

自閉症児の発話によく見られるのは、エコラリアだ。つまり他者の言葉を、ときには会話の一部をおうむ返しにまねする。（中略）ジョージもそうだが、エコラリアをする子供の一部は、エコー、つまりおうむ返しの言葉をもとに、自分の言葉を話せるようになる。

これは違うのではないか。エコラリアとは、相手の話していることがわからないので、自分の意志をどう表現したらいいのかわからない。そのため、コミュニケーションの意図で相手のことばをくりかえすのが、エコラリアである。エコラリアから自分の言葉を話せるようになることなどあり得ないのだ。ことばとは、あくまで、合意的コミュニケーション相互作用によって獲得していくものである。親子の共感・共鳴の関係、すなわち、同期により獲得していくものである。シャーロットは、話ことばを獲得するということがどういうことかまったく理解していなかったのである。このことがジョージの自閉症発症につながったのである。

ジョージの言葉の発達に重大な欠陥があることが目立たなかったのは、エコラリアが巧みだったからだ。（中略）しかしあれだけ豊富な語彙をもっているにもかかわらず、独自に文をつくったり語形を変化させたりする能力はかぎられていた。けれどもジョージがかなり「高度」な物語や詩を楽しんでいたため、わたしたちは彼がその内容を十分に理解していないことを見すごしてしまった。

読み聞かせたものを、エコラリアのように真似するのは、読み聞かせの行為そのものに同期していた可能性が考えられる。読み聞かせていたときのリズムは、シャーロットとジョージにとっては、共感・共鳴の関係、すなわち同期状態であったのだ。

しかし普段の日常生活においては、シャーロットとジョージのリズムの歩調は合わない。同期しない。したがって、ジョージ自身のことばを獲得できなかったわけである。

こどもが話ことばをどうやって獲得していくのか。この理解が正しく成されていないからだ。

母親と共感・共鳴の関係を築けない——同期しない、できない

だれかに何かをきかれて指さすこと、ほしいものを手に入れるために指さすことはあったが、わたしに何かを見せ、興味をもたせ、感動をともにするために、それを指さすことはなかった。生後十八ヶ月ころのジョージが、しゃがんでテントウムシをながめていたときのことを、はっきりおぼえている。夢中になっているようだったので、わたしに見せたがるので

は、とちらっと思った。ところが彼はそうしなかった。長いことじっと見ていたが、やがてとことこ行ってしまった。

母親と一緒に、テントウムシを興味をもって見る、観察するということはしない、できないのだ。母親と共感・共鳴の世界を共有していない、すなわち母親と同期するということがない。ということは、ことば獲得のメカニズムを構築できないということである。すなわち、話ことばを獲得できない、論理的汎化機能ができないのである。こころの基礎であることば構築のプロセスを経て、自己組織化という神経ネットワークができなかったのである。

ジョージは、イーヴァおばあちゃんが階段から落ちて、片手をひどく傷めたとき、「ジョージ、手を貸してもらえる?」と声をかけられたが、「ううん、だめ」と言いながら、楽しげにそばを走り過ぎたそうだ。

言語機能を構築できなかったということは、人格形成ができなかったということである。

ふたりとも音楽をききながら、「ダンス」をする。ダンスというよりは駆け足の足踏みで、他の人はパートナーとしても観客としても入りこむ余地はない。わたしがいっしょに踊ろうとすると、ジョージはいやがって金切り声をあげる。

ダンスというのは、情動の趣くまま、からだを動かすものだ。ふだん母親と情動が合うことが少ないジョージにとっては、母親と共感をおぼえてダンスなどできないわけである。シャーロットとジョージのリズムがまったく合わないからダンスなどできないのである。

母親の不在が原因で、クラッシュ

二歳三ヶ月のジョージ——一九九二年のイースターのころ——は、愛想のよいかわいらしい子だった。大人が見せてやるものに何でも興味を示し、本が好き、ふざけるのが好きで、ユーモアのセンスがあり、歌ったり文を暗唱したりといった「芸」を、だれにでも喜んで披露した。ところがそれから三ヶ月もしないうちに、彼は別人のようになってしまう。

それがいつだったかは、正確に言うことができる。その前後に二度、イースターのときと六月下旬に、デヴォンの祖父母——ミンの両親——のところへ行ったからだ。最初の訪問はうまくいったが、二回目はさんざんだった。六月のときのジョージは、ひどく機嫌が悪かった。おびえて、親のそばを離れようとしない。芸をしたり、知らないものを見せられたりするのをいやがった。

この二つの訪問のあいだには決定的なちがいがあった。二回目のときは、わたしがいっしょではなかったのだ。めったにないことだが、わたしは当時勤めていた学校の生徒たちを引率して、ウエールズのスノードニアへいっていた。わたしの留守のあいだに、ミンがひとりでジョージとサムをつれていったのだ。

二歳児にとって、五日間も母親と離れてすごすのは大変なことだ。ジョージが不機嫌だったのはそのせいだとわたしは思った。彼をデヴォンへいかせたのはまずかった。たとえそれが大好きな祖父母のところだったとしてもだ。自分の家にいれば、もっと安心していられたにちがいない。

以前にも似たような理由で、彼をおいて出かけたことがあったが、そのときは特に問題はなかった。しかし、今回ジョージは「恐るべき二歳」だった。二歳児が情緒不安定で気むずかしいことは、よく知られている。夏のあいだも、ジョージのふるまいはいっこうによくならなかった。保育園へ入れたらどうか、と友人たちはすすめてくれた。同じ年頃の子供たちとふれあえば、気分が変わるかもしれないというのだ。そこで、午前中だけの体験入園をさせたところ、彼はおもちゃの家に隠れたまま、一度も出てこなかったという。迎えにいくと、「ママ、どこにいるの？　ママ、どこにいるの？」と、泣きじゃくっているのがきこえた（ちなみに、この悲痛な叫びも借り物だった。こういう題の本が家にあったのだ）。朝からずっとそれを続けていたらしい。

不安からくる不眠（Ⅱ）

ジョージの睡眠障害は大変だった。

この十三年間に、さまざまな理由で夜の睡眠を妨げられてきた。（中略）睡眠は多くの自閉症児にとって悩みの種だ。いや、本人たちは平気なようなので、親にとって悩みの種というべきかもしれない。（中略）

自閉症者がぐっすり眠らない理由はわからないが、彼らの行動のほとんどがふつうとちがうことを思えば、睡眠の習慣がわたしたちと同じでないのもふしぎではない。彼らはいつも緊張していて、不安をおぼえやすく、刺激に過度に敏感な場合が多い。心身の緊張をとくのは苦手なのだ。感覚が鋭敏なので、光や音を遮断するのがむずかしいのかもしれない。寝る前に儀式を必要とする場合が多く、それが邪魔されると、ますます眠れなくなる。

（中略）寝る時間になると妙に神経をとがらせるようになった。抱っこしてやらないと眠らない。ベッドに寝かせてほっておくわけにはいかなかった。夜中に目をさますようになると、手助けしてやらないともう一度眠ることができない。（中略）生後六ヶ月で立てるようになると、すぐにベビーベッドから脱出することに全力をかたむけるようになった。そして、生後十ヶ月でそれに成功した。何かガタガタいったかと思うと、ドスンという鈍い音が響き、小さな足音がわたしたちの部屋へ近づいてくる。それを思いだすと、いまだにぞっとする。（中略）

サムが驚くほど長時間おきていることにはじめて気づいたのは、休暇であそびに出かけたときだ。天井を見つめたりして、いつまでもおきていた。（中略）子供にとって、夜はこわいものだ。まして、自分の気持ちを表現できない子にとって、その恐怖はどんなに大きいだろう。

シャーロットは、不安感に苛まれている子どもたちの気持ちは痛いほど理解しているのだ。しかし、その不安を取り除いてやる術を知らなかった。

サムの自閉症

赤ちゃんのときのジョージがあまり眠らず、四六時中わたしから目を離さなかったのでひとりでおとなしくしているサムには、ほっとさせられた。

これが、サムが自閉症になった原因と考えられる。親子の相互模倣ゲームや、親子の共感・共鳴の世界の構築欠如などがあったのではないかといってよい。第六章のエリーや、第八章の「無限振子」のロビンと同じである。

サムの行動にはジョージと共通する特徴はほとんどないように思えた。（中略）

サムのことをあまり心配しなかったのは、彼が一見ほがらかな性格だったせいもある。

ジョージは神経過敏で落ち着きのない子だった。興奮しやすく、繊細で、人をひきつける。

一方、サムは最初からその反対だった。穏かでおとなしく、きまったことをするのを好む。

うっかりすると忘れてしまうような子だった。といっても模範的な赤ちゃんだったわけではない。ジョージほどひんぱんではないが、やはり夜中によく目をさました。だが少なくとも、昼と夜のちがいはわきまえているようだった。ジョージとちがって、サムは何を要求するでもなく、ゆりかごの中で静かに横になっていた。ジョージと同じように、早くからにっこりしたが、わたしに対する愛着はジョージほど強くなかった。他人にとても愛想がよかったが、相手がだれか見分けられるようになるのは、かなり遅かった。

サムは自閉症らしくなく愛想はよいがことばの獲得のプロセスを経験しなかったのだ。母親と時間、場を共有して、何かをするという経験をまったくしていないことに気がつく。サムはシャーロットと、共感・共鳴の世界をもつという体験をしていないのだろう。すなわち、シャーロットのリズムとサムのリズムは、相当違っていたのだ。また、相互模倣ゲームも母子で行われていなかったと考えられる。

毎朝、サムがベッドの中のものをすべて持ち出さないと気がすまなかったことを、よくおぼえている。(中略)その後、五歳くらいになると彼はそれまでとは逆に、ベッドの中にいろいろなものをしまいこむようになった。ふとんの下に、六十三種類もの品がためこまれているのを発見したことがある。

サムは、シャーロットと同期することがなかったので、すなわち人と同期していなかったので、ものとのつながりを持たざるを得なかったのである。

生後二十ヶ月ごろのサムの睡眠習慣には、とくに変わった点はなかった。ふつうでなくなるのは、その後のことだ。とはいえ、そんな小さな子が一時間半も、目をさましたままおとなしく横になっているという例は、まったくないわけではないが、やはりめずらしい。

生後二十ヶ月のサムについての記述を読みかえすと、そこにはまちがいなく自閉症の子供の特徴があらわれている。しかし、そのことを見抜けなかったのは意外ではない。わたしだけではなかった。サムもジョージも、助産婦さんやヘルス・ヴィジター、医師らによる通常の検診を受けていた。だがジョージが三歳半になるまで、だれも問題があることに気づかなかったのだ。

いかに私たちが、ことば獲得のメカニズムを理解していないかを思い知らされる。

キャンバーウェル研究（第九章）の三つの障害の中では、社会性の異常が最初に目につくことが多い。他の子供といっしょに遊ばない。大人のすることに関心を示さない。

ジョージが過敏なのに対し、サムは無関心だ。我関せずというふうだ。

ジョージもサムも不安感が強く知覚異常が認められる。ジョージは知覚過敏であり、サムは鈍感である。

第八章　自閉症の諸相――エリー、テッド、ロビン

いままで、こころとことばの関係について述べてきた。乳幼児がことばをどのようにして獲得していくのかということさえ、私たちは理解していなかったことに気づいたことだろう。話ことばを正しく身につけなければ、読み書きことばに入っていっても問題がある。しかし、話ことばの習得だけでは、豊かなこころ、好ましい人格を得ることは望めない。

このことばとこころの不思議な関係に少しは思いを馳せることができたのではないか。

エリーはどうなったか

エリーが成長して、ことば、こころの状態はどうなっただろうか。

クララが望むようなことば、こころをもつことができるだろうか。十八歳になったエリーをクララは次のように記載している。

彼女の話は、今でも語順や文法がでたらめだったり、単語数が多い複雑な文になると単語が脱落したりするが、それでも、いいたいことを一生懸命に表現しようとするので、彼女の言葉に慣れていない人でも、彼女のいうことを理解することができる。感情を抑制することもできるようになり、あの奇妙なロックを踊ったり、手のひらを叩いたりするおかしな癖もみられなくなった。不安なとき、おまじないのように金切り声をあげて、長いことわめいていたのも、遠い昔のこととなった。

とはいえ、今でも欲求不満のときや、なにか気にいらないことがあるときには、「葉巻三本、葉巻三本」「やり続ける」「朝のうち」といった決まり文句を口の中でぶつぶつと呟く。これらの文句が彼女にとってどんな意味があるのかはわからないが、注意してきいていると、聞きとることはできる。

彼女が学んできた多くのことがらの中でも、努力すること、やりとおしていくことの二点を学んだことがおそらくもっとも重要だと思われる。彼女の一番不可解なハンディキャップであり、根強くもあった〝意志による弱さ〟は、長い間私たちの攻撃の最終目標となっていたのだ。「一度で成功しなかったら、何度でもやってごらん」といわれたことを、彼女はかっては意味もわからずにただ鸚鵡返しに口にしていただけだったのに、今ではその意味もわかり、またそのとおり実行もしているのだ。

クララは、このようなエリーを決して否定的にとらえてはいない。しかしまた、次のようにも記載している。

エリーは自分が人と違っていることに気づいているのだろうか？　まだ気づいてはいないと私は思う。人との相違を感じ、また、そのために苦しむというのは、他人がどんなふうであり、どんなことをしているかがわかってこそでてくる問題なのである。ところが、エリーは社会的な概念を把握することはまだよくできないのである。

エリーは、話ことばの世界で十分に一人称の世界を実体験してこなかった。したがって、読み書きの世界における一人称と三人称の統合も成就されたものではない。抽象化、範疇化、一般化、定義づけ、推論、想像、自己意識などの概念の獲得は当然難しい。一人称の世界である自己の確認なくして、三人称の世界との統合は難しいのである。

「見えない病」のテッド

話ことばの世界で、子どもにリンゴは拳ぐらいの赤い丸い果物だという具合に教えるとする。青いリンゴもあるが、まあ、それぐらいでそれほど混乱しないかもしれない。

しかし、犬の場合は大変である。大きさ、色、姿格好、鼻の高さ、足の長さ、鳴き方。一筋縄ではいかない。いろいろな犬を見て、イメージ、具体的概念がはっきりしてきて、「あれが犬よ」ということばを聞き、発語・真似をして覚えていく。そのとき、ことばがなければ、イメージがあっても、記号システムとして残らない。また、イメージがなくてことばだけが先行しても混乱する。つまり、イメージとことばが一致すれば記号・言語システムとして成立する。また、重要なことは、そのようにして獲得されたことばが範疇的汎化・論理的汎化機能のなかに組みこまれなければならない。これらの機能が人格を創る基礎になるのである。

ことばがけがなければ一つひとつの場面を映像として記憶しなければならない。ことばではなく、知覚した映像を脳は記憶しなければならない。これは大変なことである。

ことばは人と人の共通のコミュニケーションツールである。しかし、映像は他人に伝えることはできないから、コミュニケーションツールにはなりえない。

人と人との共通のコミュニケーションツールであることばを紡ぎだす言語システムが完成されなかった自閉症児は、原因と結果の関係や、その因果的連鎖がわからない。そのため、経験したことに特定の日付をつけることによって、それらを思い出そうとする。そうでなければ、混沌とした無秩序な情報の海のなかに沈んでしまうものに意味をみつけ出すことができない。論理的に記憶する習慣がないので、アルファベット順、年代順、番号順に整理することに熟達していく。

『見えない病　自閉症者と家族の記録』（チャールズ・ハート、晶文社、一九九二年）のテッドのことばの獲得の破綻は、次のふたつの原因が推察される。

テッドが一歳から二歳までのことば獲得の一番重要な一年間を、ハート氏の兄のサマーの面倒を看ていたお母さん（テッドの祖母）がお守りをしたこと、このとき、お母さんは自閉症のサマーにすべての指示を出して世話をしていたこと、この状況をテッドは五感を通じて過ごしただろうこと——本来は、子どもたちと遊ぶなかで、五感で受けとめ感性を育んでいくが、テッドは、ことばや行動は大人から指示されるものだということを肌で感じて育ったことである。

もうひとつの原因は、テッドに問題がないかどうか少し不安に感じ、小児科医に診察してもらったとき、ハート氏夫妻は次のように述べていることである。

テッドを診た小児科医がノートを見ながら、私たちを元気づけようとして、テッドができることを読み上げている間、セアラ（ハート氏の妻）と私は黙っていた。テッドぐらいの知能指数で（五一ということだが）こんなに機能できることは素晴らしいことだと医師は考えている。「三輪車に乗れることをご存知ですか？」と医師は言った。私はあきれてものが言えなかった。私には医師の質問の意図が理解できなかった。何を言おうとしてるんだろう？

この子を心から愛し、三輪車の乗り方を教え、行儀よく食べ、礼儀正しくふるまうように躾けたのは私たちだということが、医師にはわからないのだろうか。

ことばとか行動は子どもに学習させるものという教育者であるハート氏の考え方がまさに現れている。ハート氏にとっては、兄サマーのことが心的トラウマとなっており、教えよう、躾けようの思いが過ぎていたのであろう。私たちは、ことばとか行動は親子の共感・共鳴の関係のもとで子どもが模倣して自然に獲得していくものだということさえ、真に理解していないのだ。

ことばの獲得のところで述べてきたように、こどもは、状況や情況を敏感に察知し、親のことばや行動を真似しながら、育っていくものである。このとき、子どもどうしで遊ばなかったり、親との共感・共鳴の関係が築かれなかったりすると、状況や情況を察知しないできない、五感で反応しないできない、真似をしないできない子どもになる。

状況や情況を察知しない、五感で反応しない、真似をしない子どもになるということは、大人からの指示待ち状態の子どもになるということである。自分ひとりでなんでもどんどんやっていくという積極性は五感で感じ真似をすることによって生まれてくるのである。

五感で反応できないということは、人が自分より年齢が上だとか、背が高いとかの簡単な判断もできないという自閉症の特性に結びつく。また、車が危険だということさえわからない。普通の子どもだったら、興奮した叫び声をあげるようなとき、感情が混じらない何気ないクールな言い方をしたりする。したがって、気持ちがつまずいたとき、寝転がるとか抱っこを求めるとかして、感情をうまく表せない。

五感で反応できないということは、子どもどうしであっても親子であっても、真似をしない・真似ができないということである。真似ができないということは、大人から教えられた通りにするということである。

自閉症の子どもは、五感の世界からことばの世界への移行が順調に行われなかったので、言語機能の範疇的汎化・論理的汎化という基礎が備わっていない。したがって、第四章の「ポチが車にひかれたため、けがをした」、「けがをしたため、獣医さんへつれていった」などという文脈を自閉症の三、四歳の子どもは話せない。

話ことばがもっている論理的汎化という機能は、新しくことばを獲得していくごとにそのときどきで、言語システムとして一つに統合されていくということである。読み書きのことばの世界に入ればなおさらのこと、そのときどきで複数の因果関係の連鎖も、論理的汎化機能により、論理的に矛盾なく話すことができるようになるのである。

しかし、自閉症の子どもが話ことばの段階で、「ポチが車にひかれたため、けがをした」という単純な文脈さえ、論理的汎化ができずに話せないとすれば、読み書きのことばの世界に入ればなおのこと、過去から現在にいたる愛犬ポチの様子を考えながら描写しなければならない、複数の因果関係の連鎖を含む一連の話をすることはできないだろう。

ものごとの推移を論理的汎化という機能でもって話ができるということは、一つの事件を、あることに先立つ原因として、あるいは以前に起こったことの結果としてみることができるということである。すなわち、時間の感覚をもつということである。

しかし、自閉症の子どもたちはこれができないのである。したがって、時間感覚の異常があることになる。

野村庄吾は、乳幼児がことばを獲得するということは、意味を訊くことだという。意味を訊くとは、それを発したものと訊くものとが意味を共有することだから、自閉症児の場合は、親とのことばのやりとりで意味を共有していない、または状況・情況を理解していないということになる。また、子どもとの遊びで状況・情況を共有していない。その結果、因果関係のある論理的な文脈を獲得することが習慣的にできなくなる。

飛行機は高いところを飛ぶが、ぼくは高いところがこわくないから飛行機はこわくないという状況・情況を、「見えない病」の著者ハート氏の息子テッドは、「ぼくは飛行機なんかこわくない。ぼくは高いものがこわくないから、飛行機はそんなに高く飛ぶんだ」と原因と結果の因果関係を正しく論理的に説明できない。

話ことばの段階で親が教えるという行為があると、言語という自動統合システムはうまく機能しない。話ことばは、あくまで模倣によって子どもが自然に無理なく獲得していく記号システムである。繰り返すが、話ことばは、「親子の共感・共鳴の世界」、「やりもらいの関係」、「象徴遊び」によって、子どもが模倣して獲得していくものであり、親が教えこもうとする意図が強く働くと破綻する可能性がある。

この模倣が成り立つには、ことばを聞いて、ことばを発しなければならない。この聴音構音能力は、ディーコンの言うように生得的なものと考えざるを得ない。

原意識とは異なる、高次の意識である言語システムの基礎は、いままでに述べてきた話ことばの獲得が十分に成就されて初めて成立するのである。

話ことばは、チョムスキーの生得説でもなく、スキナーの学習説でもなく、マトゥラーナの合意的コミュニケーション相互作用であり、野村庄吾の親子の共感・共鳴の関係、あるいは、親子のリズムの同期による模倣によって獲得されていくものである。

話ことばの獲得に関して、チョムスキーの生得説が根強く残っていること、野村庄吾の親子の共感・共鳴の関係における模倣説、そして、マトゥラーナの合意的コミュニケーション相互作用の概念、非線形科学のリズムと同期の概念は、話ことばの獲得理論として広く理解されねばならない。

「無限振子」のロビン

ＩＱ一三〇という非常に高い知能をもった高機能自閉症であり精神科医である女性は、自らの著書（Ｌｏｂｉｎ・Ｈ著『無限振子——精神科医となった自閉症者の声無き叫び』、協同医書出版社、二〇一一年）で、次のように語っている。

生後八ヶ月頃までは、私は全く手のかからない子供でした。放っておけば自分からは何も要求しないのですから。もしも私が第一子であれば、この時点で母はおかしいと思ったかも知れません。でも、私には三つ上の姉がいます。二〜三歳児頃は、かなり目の離せない時期でしょう。だから母は、放っておける私を有難いとしか思わなかった様です。しかも私は生後二ヶ月の時、関西から東京に転居したために、乳幼児健診は全く受けていません。

生後八ヶ月頃から、私は母たちから言わせると、猛烈な「人見知り」をするようになりました。一人で別室に置いておけば、私は居るか居ないか解らないほど、静かに過ごしていました。でも、その部屋に一歩でも他の人が入ると、火がついたように泣きだしました。（中略）私は一人で別室で過ごしていた時の事を、鮮明に憶えています。まだ、お座りと這い這いが、やっとできる頃のことだったと思います。私は、絨毯の唐草模様に似た模様をずっと指でなぞっていって、いつまでも連続して続くその模様に没頭して、とても満足していた……。

私は話し言葉の発達も遅れていました。でも、オウム返しやテレビでやっていた言葉をそのまま言うことはできたのです（それも四～五歳頃からです）。いや、それ以上に恐らく激しい「人見知り」に皆が気をとられていたせいが大きいかもしれません。単に「無口な子」と思われただけで、ここでも異常に気付かれることはありませんでした。（中略）一方、文字を読むことについては平均より、かなり早い時期にできていたようです。

幼児期の私は、全く家から外に出たがろうとしませんでした。無理に外に出そうとすると、私は「おひさまとぶーぶがこわい」と言ったそうです。些細なことに聞こえるかもしれませんが、今この言葉を考えると、とても切ないような気分になります。この言葉は私の感覚過敏を正に表わしていると思うからです。太陽の光、交通の騒音、これらは視覚過敏や聴覚過敏を持つ者にとって、とても辛い刺激です。遅れたことばで、やっとのことで伝えた初めての苦痛の訴えが、上記の拙い言葉だった訳です。

（中略）

母から怒られるのも怖かったし、暗闇も怖かったし、眠るのも怖かった。私が唯一、自分で自分を落ち着かせる方法が、親指をしゃぶりながら残った指で自分の瞼を触る事でした。怖くて怖くてパニックになりながらでも、そうすると、いつの間にか眠りに落ちる事が出来ました。

このような乳幼児期を送った彼女は、母親との間に相互模倣ゲームが成立しなかった可能性が考えられ、また同じ年頃の子どもたちと遊ぶ経験をほとんどしていない。もちろん、親子の共感・共鳴の関係ができていない、話ことば獲得の課程を十分に踏んでいないので、範疇的汎化・論理的汎化という言語システムの基礎ができていない。

同年代の子どもたちとの交流経験の積み重ねが欠如しているので、一人称の人格というものが構築されていない。したがって、自分自身の行動を自分で決断できない。乳幼児期に皆と共同で一緒に何でもするという体験がなければ常識が育たないので、他の子どもとのズレが生じ、だんだん「変わっている」と思われるようになる。

そのため、自分の意見を言えないので、誰からの働きかけも淡々と受け入れ、言われたことは何でもその通りにしてしまう。ウィングの三つのタイプ、「孤立型」、「受動型」、「奇異型」のなかで、「受動型」に属する。(第九章参照)

知的能力があったにもかかわらず、話ことば獲得の失敗による人格形成不全によって引き起こされた彼女の多難な人生に対して、私たちはことばを知らない。特に女性の受動型は、性交渉において多大の不利益を被ることになるのである。

彼女は、臨床心理士に定期的に診察をしてもらっているが、筆談で診療を受ける。仕事を含め、日常の多くの場面では、話しことばによってコミュニケーションをとっているが、本来の自分は喋らない状態のときだという。しかし、解離性障害の人にみられるような別人格のときの記憶の欠落はみられないようである。

人の脳科学が未成熟なため、正しい話ことば獲得の基本的知識が充分一般的に知れわたっていない。エリーにしろ、「見えない病」のテッドにしろ、「無限振子」のＬｏｂｉｎ・Ｈ・にしろ、一人称の自己形成不全につながり、結果として人格形成に問題を残したのだ。

自閉症の多彩な病態に対してよく理解できないという理由で、病因論は、確たる証拠も見出し得ないにもかかわらず、生得的な脳の機能異常とされているようだ。

無量真見の自閉症後天的発症理論

無量真見は、二〇〇五年、自閉症の後天的発症理論を世に問うている。（『自閉症の意識構造』、現代書館、二〇〇五年）

無量の理論を簡単に述べると次のようになる。

原意識すなわち五感・直感でとらえたものやものごとのイメージ・概念が、自然と無理なく母親のことばを模倣する行為に置き換えられていけば、五感による具体的概念の世界から、ことばの象徴的概念の世界に、脳の神経組織が変換したといえる。野村庄吾のいう「象徴遊び」である、具体的概念の世界から象徴的概念の世界へのチェンジが可能となるのである。

「親子の共感・共鳴の関係」、「やりもらいの関係」が築かれ、直感による具体的概念が完成されたとき、ことばがけがなされ、ことばによる象徴的概念に移行すれば問題はない。具体的概念が完成されておらず、「象徴遊び」がまだ初まっていないとき、象徴的概念の世界すなわちことばの世界に引きこむことが混乱をもたらすのだと無量氏は言う。

リンゴはリンゴということばで脳にインプットされる。これを「リ」、「ン」、「ゴ」とそれぞれの音素で教えこもうとすると、「リ」の次は「ゴ」かなと思い、意識して覚えようとする。先ほどの「誰が学校へ行ったの」の文が頭にインプットされるとき、「誰は学校へ行ったの」ではないのよと、「誰が」を強調してお母さんが教えると、「が」だったのか、「は」だったのか意識して混乱する。

また、犬と猫の違いを、「鼻が高いのが犬で鼻が短いのが猫よ」と定義づけして教えると、ブルドックのように鼻が短い犬を見たとき、混乱する。先に述べたように、定義づけになじめるのは、読み書きことばの世界であり、話ことばの世界では無理な話だ。

この混乱が続けば、子どもは、ことばの世界の入口で立ち止まり、ことばの世界に入ろうとしない。

「親子の共感・共鳴の関係」、「やりもらいの関係」、「象徴遊び」により、自然とことばが脳にインプットされていくことが必要である。

こういうことを無量氏は言っているのだ。

いままで述べてきた著者のことばの獲得理論は、まさに無量真見氏の自閉症発症後天説をある面で支持するものとなっている。(1)

第九章　自閉症スペクトル――キャンバーウェル研究の功績

キャンバーウェル研究――「障害の三つ組」とは言語獲得障害を意味する

ローナ・ウィングとジュディス・グールドは、既存の診断名にこだわらず、障害をもった子どもたちの集団に、自閉症の典型的な三つの特徴がどの程度表れるのかをみようとしたのがキャンバーウェル研究である[三]。

この研究は、人口一五万五〇〇〇人のロンドン市内の行政区キャンバーウェルで行われた。ウィングとグールドは、一九七〇年一二月三一日現在同区に住む〇歳から一四歳までの子ども三万五〇〇〇人のなかで、心身に何らかの障害があるため保健・教育サービス機関に把握されている九一四人をまず抽出した。そのほとんどの子どもたちはＩＱ七〇以下であった。

九一四人の子どもたちは、すべてスクリーニングされ、さらに精査が必要な一七三人が確定された。この子どもたちの集団は、身体的な移動能力に問題はないが知的には遅れのある子どもをすべて含んでいた。そしてその集団には、知的遅れの有無を問わず、自閉症に典型的な次の三つの特徴のうち一つでも認められる子どもがすべて含まれていた。

①対人接触に重大な欠陥がある。人とくに同年代の子どもとの双方向のやりとりができない。

②コミュニケーションに重大な欠陥がある。言語的および非言語的手段で意思を伝えられない。

③想像的な活動を行うことに重大な欠陥がある。その代わりに反復的な活動を行うことが増え、人形を用いた通常の象徴遊びができない。

一人一人の子どもに対して何度か繰り返して行動観察やテストが行われ、両親や保護者にも、誕生のころからの行動の特性について詳しい聞き取り調査がなされた。何年か後に、子どもの年齢が一六歳から三〇歳に達したとき、その後の追跡研究が行われた。

対人接触の欠陥は、年齢により違った形になり、またいかなる能力水準にも起こり得る。そして、行動上の問題点を評価するには、ある一定の知的レベルに達していなければならないが、ウィングとグールドは、その境界はことばの理解力が二〇ヶ月とするのがよいことを見出した。そのように評価された結果、重要な発見がなされたのである。

精神年齢が二〇ヶ月に達していれば、社会性に欠陥がある子どもたちは、すべて例外なくコミュニケーションや象徴遊びにも欠陥がみられた。社会性に欠陥がなければ、精神年齢に係らず、すべての子どもたちにこれらの行動にも問題はみられなかったのである。

同じ世代の子どもたちとうまく交われない、社会的接触に重大な問題がある子どもたちは、ことばや身ぶりでも意思を伝えられないし、象徴遊びができないので反復行動も増えるということになる。古典的な自閉症に認められた障害の三つの特徴が、まさにそろってみられるのである。

これはなにを意味するのだろうか。

社会性に欠陥がある子どもたちが、自閉症と関連していると言えるのである。

社会性に問題がなければ、乳幼児期に養育者と情動的結びつきがあり、非言語的、言語的コミュニケーションをもつこともでき、象徴遊びもできる。すなわち、親子で情動的コミュニケーションをもつことができたということである。

ウィングとグールドは、社会性の障害とは人と双方向のやりとりをもてない対人関係障害と捉え、その質的特徴を三種のタイプ、孤立型、受動型、奇異型に分けた。これら三つの行動タイプは、年齢や場面に応じて、同じ一人の子どもにも見られることもある。また、どのタイプの行動が最も目立つかによって一人の子どもを特徴づけることもできる。

この社会性障害の三つのタイプは、キャンバーウェル研究では、約半数は七歳以前には典型的な孤立型で、カナーの古典的自閉症の子どもはすべてこれに含まれた。残る半数の四分の一ずつは、受動型または奇異型だった。そして、後に追跡研究が行われるまでに、多くの子どもたちがあるタイプから別のタイプへと変化していた。孤立型の子どもたちには、知的障害の重かった子どもを除いて、受動または奇異型に移っていく傾向が強くみられた。注目されるのは、古典的自閉症であった七人のうち、四人からは孤立性がすっかり消えたことである。このことは、これら三つのタイプは、いずれもある共通の能力障害から生じた対人反応欠陥を意味する。すなわち、社会性の欠陥、コミュニケーションの欠陥、象徴遊びの欠如、いわゆる「障害の三つ組」とは、ある一つの能力障害を意味する。

話ことば獲得には、生活の実体験が必要である。

乳幼児は、親や子どもたちと集団で共同生活を営み、さまざまな状況・情況を経験することになる。母親や同年代の子どもたちと一緒に共同で行動することによって、その場・そのときの状況・情況を察知し、実際の雰囲気を実感として経験していく。

家族とともに過ごす毎日の生活で、ことばを覚えていくのだが、メルチョフとムーアの「相互模倣ゲーム」の概念と、野村庄吾のことば以前のことばである「共感・共鳴の世界」と「やりもらいの関係」と、非線形科学のリズムの同期の二つの概念は、情動的コミュニケーションである。これによって親子の共感・同期が築かれ、ことばの模倣がはじまる。この二つのコミュニケーション概念は、口承世界の一人称の意識状態の基礎である。

ある対象に対して、子どもと母親が注意を一にし、その面白い、ともに共感したことに対して、興味をもって分かち合い、それに対して母親が声がけすると子どもも真似をして発語する。これが、話ことばの真髄である合意的コミュニケーション相互作用であり、情動的コミュニケーションである。

この情動的コミュニケーションの成立には、「甘える・甘えられる」関係と、それによって育まれていく母子の基本的信頼感が不可欠である。

口承世界は、直接に相手と接し経験そのものを身につけていく世界である。実際の現実世界で経験したことがすべてである。経験に代わり得る重大なものはなにも存在しない。

社会のいろいろな決まりや規則も、現実の生活において、実際に起こった事件や　ことがらから自然に学んでいくので、母子の共感関係が築かれていないと、子どもにそのような決まりや規則も自然に身につかない。

集団の共同生活で、母子のあいだで共感が得られ、安心感が子どもを後押ししておれば、子どもは自信をもって冒険の旅に出られる。すなわち、イニシアチブをとって行動できるのである。一人称の意識状態の確立である。実際の経験によって獲得した言動・行動をフルに使って、生きていける。

話ことばを獲得していないと、一人称の意識状態が形成されないので、象徴的コミュニケーションであるマトゥラーナの認知の世界に入っていかれない。観察、自己意識、抽象思考、推論、想像、人格形成などの領域に入っていけないのである。

社会性の障害があれば、コミュニケーションの障害があり、想像力の欠損が生じる。これらは、言語能力を獲得できなかったことを意味する。障害の三つ組とは、言語獲得障害である。

自閉症スペクトル

キャンバーウェル研究は、「三つ組陽性」のすべての子どもたちは、一つの連続体、すなわちスペクトルを構成し、根底には同じ一つの基本的な異常を共有していることを示したのである。著者は、前節で、その基本的な共通の異常とは言語獲得障害であることを述べた。

カナーの自閉症記述は、滝川一廣の論文から引用すれば下記のようなものである。(一三)

①人生初期からの極端な自閉的孤立：乳児期早期から、視線が合わない、抱かれても身を寄せてこない、一緒に遊ばない、人に対して興味を示すようすがないなど、通常みられるような対人的かかわりがみられない。初期からとはカナーは生後二年以内としている。

②コミュニケーションの目的で言語を用いられない：まったくことばがなかったり、あったとしても、おうむ返し（エコラリア）や、状況にかかわりのない無意味な独語や、その子にしか通用しない言い回し（比喩的言語）で、対人的なコミュニカティヴな発話に欠けるか乏しい。

③同一性保持への強迫的欲求：例えば同じ道順にこだわる、家具の配置が少しでも替わるとパニックを起こすなど、同一のパターンや手順に固執し、その変化を極度に嫌う。

④物に対する没入や物を扱う巧緻な能力：人への関心の乏しさに比べ、気に入った器物での一人遊びには没頭し、そうした際、例えば積み木やブロックを精密につなぎ合わせるとか、空缶のフタなどを曲芸のように巧みに回転させるなど、非常な器用さをみせる。

キャンバーウェル研究の自閉症スペクトルの新たな見解により、カナーの診断基準は見直されることになる。カナーの狭い基準だと診断から除外されたり、時を経て一人の子どもにいつも基準が保持されるとは限らない。それに対して障害の三つ組は、年月を経ても一人一人に保持されていたのである。

例えば、社会性の障害は幼いときには孤立性の形で姿を現すが、成人期には対人関係において、その場、その時の適切な判断力の乏しさとして現れることもある。コミュニケーションの障害は、幼児期には名前を呼んでも振り向かない、成人期には世間話の輪に入ってこないなどの形で姿を現す。想像力の障害は、幼児期にはごっこ遊びの理解の不足として、成人期には「～したらどうする？」という仮定的な質問の理解不足、ドラマの想像的な結末の理解不足などの形でみられる。キャンバーウェル研究では、自閉症の診断を受けていた子どもの全員に障害の三つ組があった。しかし、これまでに自閉症の診断を受けていない多くの子どもたちにも障害の三つ組があることが見出された。

それらの子どもは、知的障害、精神病、情緒障害などさまざまに呼ばれていた。この子どもたちと古典的な自閉症のケースとの違いは何だったのか。古典的ケースでは、知能の平均レベルはより高く、男児の比率がより高く、一歳以前に明らかに異常の徴候をみせた例は少数だった。そして、追加されたケースの障害はより重く、早い年齢から障害に気づかれていたのである。

この結果、キャンバーウェルの自閉症スペクトルは、診断基準の拡大の動きに弾みをつけることとなる。

第一〇章　情動と知覚

自閉症の謎として指摘されている感覚の過敏・鈍感、そして運動の固執など感覚・運動障害は、なぜ起こるのだろうか。

不安感と知覚

乳幼児は、この世に生を受け、環境世界に放り出され、母親以外には頼るものはない。以前に述べたように、顔の筋肉を使って母親と生後早期からコミュニケートしているのである。メルチョフの行った実験では、早ければ生後四二分で、親の模倣をするのである。この乳児の初期模倣の発見は、驚きをもって迎えられ、活発に論争が行われた。その後、この発見はさまざまな国で二〇以上に及ぶ研究で追試され、確認されている。メルチョフとムーアにより報告された基本的現象は、異なる国で、異なる方法を用いても、さまざまな研究者が確認している現象となったのである。(『心の理論（下）』、バロン・コーエンほか編著、第一六章メルチョフほか、八千代出版、一九

九七年）

ウェルナーは、動物で情動と知覚や運動との関係を記述している。（『発達心理学入門』、鯨岡峻、浜田寿美男訳、ミネルヴァ書房、一九七六年）

拘束されてじっとしているときには、円と三角形を区別できなかった犬が、あちこち自由に走りまわるのを許されると、その弁別行動が可能になったという実験を紹介した。

また、このように、動物だけでなく原始社会に属している人々の知覚状態も、情動に影響を受けることを報告している。そして、乳幼児の原初の知覚様態（原初的知覚様態）も、情動に影響を受けることがわかっている。

小林隆児は、健常児にかぎらず、自閉症にみられる原初的知覚様態も、「情動――知覚――運動」過程が分節化されずに一体となって体験されるという特徴をもっていると指摘する。[三]

メルチョフの相互模倣ゲームの欠如により母子に情動共有が生まれなかったら、野村庄吾のいう親子の共感・共鳴の関係が生じず、合意的コミュニケーション相互作用も生まれない。そうなると、親子のあいだに安心感が生まれず、親子の「甘える・甘えられる関係」が築けず、原初的コミュニケーションが生じない。安心感がなく不安に包まれた親子関係では、原初的知覚様態は、異常なものとなる。

親子の「甘える――甘えられる」関係が確立され、安心感に包まれ環境世界と関わりをもっている子どもは、気持ち、自己感は大きく膨らみ、外界の刺激は快適で心地よく映る。

しかし、自閉症の子どもたちは、安心感の乏しい状態であるため、強い不安に包まれ、なにに対しても警戒的な心理状態にある。このような状態では同じ刺激であっても、圧倒するような力で彼らに迫ってくる。

このときの不安の質は、小林隆児のいうように、侵入不安ないしは迫害不安といった深刻なものである。このような非常に強い不安状態にあると、すべての刺激は不快な色調を帯びてくる[三]。自閉症の人々の回想によると、あらゆる刺激が洪水のごとく彼らに押し寄せ、環境世界は恐ろしい形相で迫りくるように映っているという。

前出のロビンは、次のように述べている。

「幼児期の私は、全く家から外に出たがろうとしませんでした。無理に外に出そうとすると、私は『おひさまとぶーぶがこわい』と言ったそうです。」

知覚体験と情動体験が不可分な関係にある自閉症児では、ロビンのように、不安感が強いと自己感は萎《な》えているので、太陽の光、交通の騒音のような普通の外界の刺激であっても脅威的に映っていたのである。

快の状態にあれば、太陽の光のような知覚体験は肯定的な様相でもって彩られているが、不安な状態にあると、このような刺激でも一転して否定的で迫害的な色彩を帯びたものとして意味づけられるのである。

乳幼児と同じように原初的知覚様態が活発に機能している自閉症の人々においては、環境世界の対象への関心の向け方には独特なものがある。対象への興味や関心は彼らの知覚のあり方と切り離せず機能している。対象の微細な部分への驚くほどの興味の向け方、対象の些細な変化に対する過敏な反応、これらの知覚の特徴は、いままで単に脳の機能障害による知覚異常とみられていた。これは、自閉症児のこころの発達過程のなかで客観的に明確な位置づけがなされていなかったためと思われる。

こころと知覚の発達論的視点からいえば、安心感のなさという情動のありようとまさに渾然一体となった形で知覚体験が行われており、自閉症児においては、「運動――知覚――情動」過程が分節化されず一体となって体験されているのである。

自閉症児の情動の安定化は、養育者に甘えることにより、安心感を育むことに帰するのである。ここに、鯨岡峻が紹介している、二ヶ月になる乳児と養育者である母親が関わり合う原初的コミュニケーションのエピソードを見てみよう。（『原初的コミュニケーションの諸相』、ミネルヴァ書房、一九九七年）

オムツ替えが終わって、母親が濡れたオムツを洗面所に持っていっているあいだに、生後二カ月のN子は、オムツを替えてもらって気持ちよくなったのか、仰向けの姿勢のママで、「アウ、アウ、アウ」と快のトーンを帯びた声を盛んに出している。母親が戻ってきかけたところで、N子は母親が来るのをその気配で分かったかのように声を出すのを止め、全身これアンテナといわんばかりの様子を見せる。そこに母親がやってきてN子のかたわらに座り込み、自分の顔を近づけながらN子の顔を覗き込むように見つめて「ああ、いい気持ち！」と笑顔で言葉をかける。母親と目があったN子は、じっと目を合わせたまま、再び「アウ、アウ、アー」と声を出し始める。母親はその声の調子に合わせるようにうなづきながら、「そう、N子はもうお話ができるものね…そうですか、そうですか、お話ができますか」と指でN子の頬をつつくように触りながら相手になる。母親が言葉をかけているあいだ、じっと目を合わせたまま声を出すのを止めていたN子は、母親が一拍おいたところで再び「アー、アー」と声を出す。母親は「お話じょうずねえ、もうじきお散歩いくからね」と言って立ち上る。

この情景は、なんでもないありふれたオムツ交換の光景である。このエピソードでは、母子はあたかも会話を交わしているようにみえる。

お母さんが話しているとき、赤ちゃんはお母さんの話を聞いているように黙っているが、お母さんが一拍おくと、また声を出す。

赤ちゃんは全身これアンテナといわんばかりの様子で、お母さんが来るのが気配で分かる。赤ちゃんの気持ちが「いつも、すでに」、お母さんに向かっている。また、赤ちゃんは微笑んでいる母親に吸い寄せられ、そこに「くっついて」いっている感じ。お母さんも赤ちゃんの方に気持ちを持ちだしている感じ。

母子で繋がりが感じられる。

赤ちゃんの関心も、お母さんの関心も、これからそこに向ける関心ではなく、いつもすでに向けてしまっている関心である。子どもに対する深い気遣いや配慮（愛と呼んでもよい）が含まれている。子どものもとに心的エネルギーをもち出すこと（気遣うこと）は、「こうしてあげたい」という愛他的な心情に深く根ざす母親の自己性ないし人格の発露であると鯨岡はいう。

母親と赤ちゃんとの間に情動が通い合うことを可能にする条件ともいえる。野村庄吾のことば以前のことばである「共感・共鳴の関係」の概念で置き換えてもよい。母子に情動的コミュニケーションがすでにできあがっているといえる。

このような原初的ともいうべき情動的コミュニケーションができていると、赤ちゃんは不安感などまったく感じることもなく、健やかに育っていくのである。

母親が旅行で不在あるいは引越しは、大きい不安を乳幼児に与える

メルチョフの相互模倣ゲームの欠如に加えて、母親が旅行で家を空けるとか、乳幼児期に突然環境が変わるという引越しなどの経験は、乳幼児に大きな不安感を与えることになる。

・引越しで環境が変わる

エリー（前出）は引越しの経験をしているが、そのとき理由のはっきりしない嘔吐症に見舞われている。四歳になってからのことであり、自閉症状とは直接関係はないが環境が変わることは子どもにとっては大変なことである。

四歳になって、イギリスでの生活が始まってまもなく、エリーの具合が悪くなった。なん

の前兆もなしに、突然、苦しそうな声をあげて吐き、しばらくしてまた吐いた。五日間もエリーは吐き続けた。六日目に嘔吐がやんだ。引越しがエリーに心のキズを負わせたが、表現力のない彼女は、それを肉体の症状として表わす以外に術がなかったのだろうか?

話すことのできない子供は質問ができないし、不安を表わしようがない。また、こっちが説明したところで、わからない。彼女には、私たちがある理由で家を一時離れているだけで、家はいぜんとして存在していることや、私たちがまたいつかそこへ帰っていくといったことなどわかるすべがない。

わけのわからない大変動が起こって、一晩のうちに彼女の世界が滅んでしまったのだと思う。彼女の世界といえば、しゃべらず、人と交わることもしない以上、玩具、家具、家、道など感覚をとおしてなじんでいたものばかりである。それらのものが、突然すっかり消えてしまったのだから、どれほどの打撃を受けたか、ほかの者には想像もつかない。消えてしまったあの部屋の中に、彼女はどの程度自己を閉じこめていたのだろう。あの空間には、彼女だけがわかるような方法で、彼女の歩みや過去が刻まれていたのだろうか?

・母親が旅行で不在

エリー、ジョージの母親はインテリ女性である。次に紹介するアンの母親も例外ではない。

(『わが子よ、声を聞かせて――自閉症と闘った母と子』、キャサリン・モーリス、NHK出版、一九九四年)

一歳三ヶ月になったときは、パパのお気に入りの娘だった。朝ベビーベッドから、父親が早朝のシャワーを浴びにいくのを見かけると、いつも大急ぎで立ち上がり、柵の上から顔を出して大きな声で「ハイ、パパ！」と呼び掛けてもいた。色白の肌に濃い色の髪、極度に優雅で繊細なアン・マリーは、バンビのような美しい子だった。私たちは内気で物静かなこの子のあるがままを愛し、楽しんでいた。（中略）

夫マークの弟の結婚式で四日間だけ家を空けて帰宅すると、

アン・マリーはバッツィー（家政婦）の膝で唇を震わせて泣いていた。「可愛い子、ママのところへおいで！」私は両腕を差し出して言った。だが、アン・マリーは、バッツィーから離れようとしなかった。とうとう私自身泣きそうになってアン・マリーをバッツィーから抱き取り、寝室に連れて入ってなんとか子供をなだめ、きげんを取ろうとした。（中略）

だが、アン・マリーは怒っているようには見えなかった。何よりも怖がっているという感じだった。こんな考えは恐ろしくてすぐに頭から振り払ったのだが、実のところ娘は私が誰だか覚えていないようすだったのだ。母親に抱かれているのに、アン・マリーはひどく動転していて、一度も私を見ようとも体をすり寄せようともしなかった。安全なバッツィーの膝に戻りたいということしか考えていないようだった。（中略）

アン・マリーはますますよく泣くようになった。なんらかの変化や、じゃまされて無理に何かをさせられることがこの子の泣く原因らしいと思われた。お風呂に入れられること、お風呂から出されること、私が服を着せる時も、脱がせる時も、食卓に連れてくる時も泣いた。抱き上げても泣き、降ろすとさらに激しく泣いた。知らない人でも友人でも、誰かがマンションにやってくると、泣くか、まったく無視するかだった。

乳幼児にとって泣くことは、唯一の情報発信行為である。よく泣くということは、無視されているか拒絶されていると感じており、自分という存在の自信喪失につながる。人と関わることを止めてしまう。

私たちはいつアン・マリーが内向的になり始めたのか、その時期を思い出そうと記憶をたどった。そしてある晩、アルバムやビデオテープを引っ張り出して、くわしく検討した。

赤ちゃんの時の写真を見ると、カメラに向かって笑っているのも何枚かある。しかし、成長に連れて、笑顔どころか写真を撮っている人をまっすぐに見ていないものが増えている。そして、スペイン旅行のビデオテープ……。団体写真を撮るために子供たちが全員海岸に集められている。マーク（モーリスの夫）がビデオカメラを回し、別の伯父が写真を撮っている。

子供たちが集まると、アン・マリーだけが泣き始めた。あの時はアン・マリーはなぜかはわからないが、動揺しているのだと思った。疲れたのか、あまりたくさんのいとこがいるので、気後れしたのか……大騒ぎだったのがいやだったのか？　撮影は数分で終わり、いずれにしてもそのころにはアン・マリーも泣きやんでいた。

今ビデオでアン・マリーのようすをもっとくわしく見た私たちは、はっと胸を衝かれる思いがした。アン・マリーはいやがっていたのではなく、恐怖に脅えていたのだ。両手は体の前で上下に追い払うような形に動き、口は叫びだしそうに大きく開いている。

「見た？」私は消え入りそうな声でマークに言った。

「ああ」

私はポラロイドのスナップ写真を取り出した。メトロポリタン美術館の裏の遊び場で子供たちが遊んでいる写真だ。ダニエルは肩をいからせ、ポケットに両手を突っ込んでカメラに向かって笑っている。アン・マリーはぶらんこに乗り、脚を力なくだらりとさせ、目を伏せて口はUの字を逆さまにした形になっている。

私たちはアン・マリーが引きこもりを始めた時、すぐにそれに気付かなかったことにとてつもなく　大きな罪の意識を感じた。こんな恐ろしいことがアン・マリーの身に起きている時に、どうして私たちはのんきに夕食に出掛けたり、弟のデニスの結婚式のためにフランスへ行ったりなどできたのだろう？　同じ家に住んでいながらなぜわからなかったのだろう？

（中略）

アン・マリーはだんだん睡眠時間が短くなっていった。夜中にようすを見にいくと、午前二時にぱっちり目を開けて、黙って前方を見つめていることがあった。

ある晩、アン・マリーは叫び声をあげて起きた。怖い夢でも見たのだろうか？　私は飛び起きて娘の部屋へ行った。何かを怖がっているのなら、すぐそばにいって慰めてやりたかった。抱き上げようとすると、アン・マリーは体を硬くして抵抗し、壁の方を向いた。そして、闇を見つめながら、毛布を引き上げ、頭からかぶってしまった。

アンとキャサリンの物語も、インテリ女性の普通の夫婦生活と、子どもを愛する夫婦の気持ちがにじみ出ている話だ。それにもまして、アンの不安に満ちた日常を覗《うかが》い知ることができる。母親は自律したインテリであるがゆえに、子どもの養育とともに、自分たちの夫婦生活も含めたトータルな幸せな家庭生活というものが念頭にある。

子どもの気持ちが理解できないのではなく、子どもを含めた自分たち大人の家庭生活を大事にするのだ。大人の生活には大人どうしの付き合いがあるのだが、乳幼児にはもちろんわからない。アンを気遣う気持ちとキャサリンの大人の日常生活の葛藤が痛いほど理解できる物語である。

この物語のキャサリン・モーリスは、アン・マリーが一歳三ヶ月のとき弟の結婚式で四日間不在にし、帰宅した。先に記したような、その時のアン・マリーの反応。そして、それ以後の半年間におけるアン・マリーの退行状態は、自閉症ではないかとの疑いをもつにいたるものであった。自閉症との専門家の診断を受け、それ以後、夫と協力して治療に精力的に取り組むのである。カリフォルニア大学のアイヴァー・ロヴァースが開発したＡＢＡ（Applied Behaviour Analysis）なる応用行動分析療法、言語行動療法を、優秀なセラピスト二人を得て、そして、精神科医マーサ・

ウェルチの抱擁療法を加え、モーリスは、およそ一年数ヶ月を経て、アン・マリーを治癒に導くのである（最初に診断を下した医者に、最終的にほぼ治癒したと診断されている）。

アン・マリーの場合は、モーリス夫妻が発症のごく早期に気づき、献身的に回復を目指して治療を施したのが、功を奏したようだ（一歳九ヶ月になるかならないうちに診断され治療を始めた）。

シャーロット・ムーアとジョージの場合も、母親の不在がジョージのクラッシュをもたらしたことを、第七章で紹介した。

・幼児、自閉症児の相貌的知覚

幼児の子どもらしい言語表現の中に、事物が相貌をまとっているかのように、擬人的表現が混じってくることはよく知られている。たとえば、振子時計を見て「時計さん、イヤイヤしてる」とか、ビスケットが割れたところを見て「ビスケット、痛い痛い」というような表現をすることである。生命をもたない無機物があたかも人であるかのように擬人的に受け止められている。ウェルナーはこのような知覚を相貌的知覚と呼んでいると鯨岡は紹介している。

自閉症児がある対象の一部に見入るのは、おそらく彼らにとってそのような対象が快の情動刺激として少なからず心の安定をもたらしているためではないかと小林は述べている。[三] 強い警戒心を常に抱いている彼らが、少しでも変化のない快の情動刺激として、規則的で幾何学的な模様、マーク、文字などが相貌性を帯びた対象として生き生きと知覚されていると思われる。

非常に強い不安感をもっている自閉症児にとっては、情動と知覚とが不可分に結びついているのである。

二歳になったばかりのある日に、しゃべれず、人のいうこともわからず、周囲のことになんの関心もなさそうな彼女（シャーロット・ムーアのエリー）がどこかへいなくなったことがあった。こんなことは前例のないことだった。三ヵ月前から歩きはじめるようになったばかりだったし、これまで一人でどこかへ行ってしまったようなこともなかった。どこを探したらよいのか、見当もつかなかった。

このときふと、前の日に乳母車に乗せて商店街にでかけたときのできごとを思いだした。いつもと違って、父親の研究室のそばの駐車場を通っていったら、彼女は駐車場に引いてある白い矢印の線にすっかりひきつけられたのだった。そこで、乳母車からエリーを降ろして、矢印の上を好きなように這いまわらせたのだった。この手がかりも当てにはならなかったが、ほかには思い当たることがなかったので、大して期待もせずにそこへ行ってみたのだった。すると、エリーはそこにいたのだ。矢印のまわりを夢中になって這いまわっていた。

・想像あそびができないと反復運動が増える

また、エリーとクララの物語に出てくるエリーの自己回転運動も、情動・知覚・運動異常に加え、自閉症児は想像遊びができない代わりに反復運動が増える結果出てくる行動である。

金髪をなびかせながら、床のある一点をぐるぐるとまわり続けている。ただ、無心に一ヶ所をまわっている。

母子の情動的結びつきの欠如からくる不安——関係欲求のジレンマ

もともと子どもは、親に依存する依存したい、親と結びつきたい気持ちと、自分で何でもする、自分らしくありたいという、依存と自立という両義的心性をもっているものである。「赤ちゃんのように」甘えたいときと、一人で何でもやりたいときがあるのである。

親も、子どもを甘やかすときと突き放すときと相反する両義的な気持ちの間で揺れるのは至極当然のことである。しかし、親子のコミュニケーションということからすれば、子どもが甘えたい気持ちのときに自立を促し、子どもが一人で何かをしたいときに赤ちゃん扱いするとなると、両者間のコミュニケーションは大きなずれを生むことになる。

親子のリズム同期が生じないことになるのである。

親子のあいだに信頼感があれば、子どもの依存と自立はつり合いがとれる。しかし、親子間に信頼感がなく、子どもの側に不安感が生じれば、子どもは母親に対して甘えたい気持ちをさかんに行動で示すようになるが、母親は子どもに自立を促し結果的に子どもを突き放してしまうことが起こり得る。このような関係を幾度となく経験すると、子どもも傷つくことを恐れ、ひとりで何かに没頭しようと試みる。すると今度は逆に母親の方が不安に感じ、一緒に遊ぼうと子どもの機嫌を取るようになる。そうなると、子どもは引いてしまうのである。

このように、親子間に信頼感がなければ、子どもの依存と自立は調節機能を欠くことになる。

子どもが母親になにか取って欲しいものがあるとき、ことばで言わない場合がある。なぜ自分の欲しいものをこころに思い浮かべながらも親にことばで伝えようとしないのであろうか。明らかに親が自分の気持ちを分かち合ってくれているか否かを試しているのである。「伝え合う」というのではなく、お互いの内的表象を「分かち合う」という概念であり、重要な意味をもっていると小林は言う[三]。

親子でなにか体験の共有をしたとき、養育者が子どものこころのなかに浮かび上がった内的表象を感じ取って、それをわれわれ大人の側に引き寄せてことばで表現してやると、子どもは自分の世界が養育者の世界と繋がり合ったという実感をもつようになる。それが子どもにとって大きな喜びとなる。「甘える―甘えられる」関係を基盤として成立する情動的コミュニケーションの世界である。

話ことばは、野村庄吾のいう母子の合意的コミュニケーション相互作用であり、また小林隆児のいう「分かち合いコミュニケーション」として、情動的コミュニケーションから象徴的コミュニケーションへと推移しなければならないのである。ある対象の属性、意味を乳幼児に教えることは難しい。野村庄吾の共感・共鳴の関係は教えるのではなく、分かち合うことである。

人間は生誕後とくに母親に依存しており環境世界をどのように切り分けていくか、その認知のあり方を母親から体験的に学んでいく。

しかしたとえば、母親自身が乳児期早期に家庭の事情で親戚に預けられ、そこで幼児期を過ごしたという生活史があれば、母親は幼児期から養育者に対する関係欲求をいつも抑えて生きてきたわけである。そうした母親自身の関係欲求をめぐるアンビバレンスが、現在の子どもとの関係においても再現されやすい。子どもの関係欲求が高まると、それは双方の間で共鳴することなく、母親は無意識のうちに否認して子どもに自立をうながして、子どもを突き放してしまう。

このような母子コミュニケーションは、母親自身が意識的に行っているわけではなく、意識の介在しない情動的コミュニケーションの水準で起こっている。このようにして、関係欲求をめぐるアンビバレンスにより母子間の情動的コミュニケーションは緊張を含んだものになると小林は述べている(三)。

情動的コミュニケーションが破綻した母子コミュニケーションにおいては、子どもは気持ちの上では関係欲求を抱きながらも、親の自立をうながす働きかけに沿って一人で行動せざるをえなくなる。逆に、一人になって何かをしたいという思いを抱くと、親の働きかけに誘い込まれていく。その結果、自分の欲求は常に葛藤的になっていく。アンビバレンスの強まった心理状態ということができる。

また母親は、子どもが自分から離れて一人になろうとすると、母親自身の関係欲求が刺激されて、子どもを自分自身に引き寄せようとする働きかけを行っている。このように、母親自身にも自らの関係欲求をめぐる強いアンビバレンスが存在し、それが子どもとの関係の難しさと深く関係している。人間が本来有する両義的心性が情動的コミュニケーションの破綻した状態にあっては、母子ともにアンビバレントにならざるをえないのである。人間は本来このような両義的な心性をもち、その場に応じてバランスを保ちながら生活しているといえようが、アンビバレントな心性は、対人コミュニケーションの破綻した状態、とりわけ情動的コミュニケーションの困難な関係によってもたらされた病理的なものと、本来の両義的心性とは区別されなくてはならない。

第一一章　ウタ・フリスの「空白の自己」理論

意識していることを意識している——自己意識

茂木健一郎が、自己意識を実現するソフトウエアの内容が何なのかは、少なくとも私は見当もつかないと、『脳とクオリア』で述べているように、自己意識という概念はいかなる脳機能であるのか。（日経サイエンス社、一九九七年）

ゴリラが眠っているとき額に墨を塗り、起きてから鏡を見せるとそこに手をもっていくという。ゴリラは鏡やビデオに映った自分の姿を見て、自分だと分かるということだ。

しかし、ほかのサルや動物は、同じことをされても、鏡のなかの姿を無視したり、威嚇するという。

ヒトの場合はどうだろうか。子どもが自分であるということに気がつくのはいつごろからだろうか。ことばを話し始めるのと大体同じころだろうか。

ことば以外のこと、そしてことばを使って後から学習したことは記憶にある。算数を覚えたこと、自転車に乗れるように頑張ったこと、泳ぐことを覚えたこと、これらは記憶にあるはずだ。ところが、ことばをどのようにして覚えていったのかは覚えていない。ことばを覚えていく過程は、幸か不幸か意識できないし記憶することもできない。

これは、ことばの本質を理解しようとするとき、決定的に根源的なことである。話ことばというものは、学習して覚えていったものではないのである。親との共感・共鳴の関係、すなわち、合意的コミュニケーション相互作用で自然と習得していったものであるから、記憶していないのである。

共感・共鳴の関係・世界は、原意識に属する意識状態で、動物と変わらない意識状態である。原意識における、知覚と情動に基づく記憶からもたらされるニューロン間の結合状態において、ことばの獲得が始まるのである。

幼児が最初に覚えることばはなにか。どんな幼児もまずは「マンマ」ということばを覚える。これは生存に必須のことばである。原意識のレベルで習得するのである。次に覚えることばは、ママであったり、アニメの主人公であったり、「大きいね」とかいう形容詞であったり、体を動かすことが得意な子どもは、動詞であったりするようである。これは幼児によって異なる。これらはすべて、原意識のレベルで、親との共感・共鳴の関係下で習得するものである。

ヘレン・ケラーが、サリバン先生から掌《てのひら》にことばを書いてもらい、ことばを習得していったことが、ヘレンの記憶のなかで生々しく蘇るのが自伝の中で描写されている。そして、ヘレンがことばを習得していく過程でこころがつくられていく、あるいは磨かれていくことが明確になっていく。

しかし、視覚、聴覚に恵まれた私たちはこうではない。親と子の合意的コミュニケーション相互作用、すなわち共感・共鳴の世界で自然に習得していくものである。この自然にことばを習得していくどのあたりで、自意識が芽生えてくるのだろうか。

ルリアの研究がもたらしてくれたように、読み書きのことばが、私たちに新しい記憶のしかたを与える。読み書きは、私たちが現在もっているこの記憶を私たちに与える。

自己意識、精神、こころ、思考これらの概念は、言語において生じる現象であることを、スペリー、ガザニガらは次のような実験で証明した。（*The Integrated Mind*, Cornell University Press, New York, 1978）

ことばを発したり理解できる言語領野は左脳にあるが、両方の大脳半球を作動させて言語を発し理解することのできる、すなわち言語脳に関して両利きである人がまれに存在する。このような人で、なおかつてんかんという疾患をもつ患者（ポール）に、脳梁分離手術（てんかんの治療として行われる左右脳を分離する手術）が行われた。この患者ポールに、ガザニガらはある試みを行った。

ポールは、両方の半球を通じて、言語的相互作用に参加することができるのである。「スプーンを取りなさい」とか「きみは誰？」とか「明日は何曜日？」という質問に対して、分離された脳半球はいずれも正しい答えを選択できた。ところが、「大人になったら何になりたい？」という質問に対して、左脳は「自動車レーサー」と答えたが、右脳は「デザイナー」だった。

この興味ある観察から、ポールの左脳人格と右脳人格は、いずれも、ふつう反省的思考能力をもつ意識、精神だけに可能であると考えられる行動を行えるのだということがわかる。

これは重要なことである。両半球のそれぞれで独立に言語による思考を行うことのできないほかの患者と違って、ポールの場合は、自己言及現象[1]としての言語なくして自意識は存在しないということを示している。

こころ（高次の意識）、自意識、精神これらは言語において生じる現象であることを見事に物語っている。

従来は、観察、自己意識、思考などの概念は哲学的にしか語られてこなかったが、ガザニガの実験から、これらの概念は言語機能から説明できることが明らかになったのである。

ウタ・フリスの「空白の自己」理論は言語獲得障害を意味する

自閉症研究の第一人者であるウタ・フリスは、自閉症の中核的障害として、自己を自覚できない自己意識の障害に対して、「空白の自己」という概念を提起した。（新訂『自閉症の謎を解き明かす』、東京書籍　二〇〇九年）

これは、自閉的障害の三つの側面に向けられた三つの理論からなるものである。

これらの理論、「心の盲目」、「弱い全体的統合」、「弱い実行機能」は、それぞれ言語機能を獲得できなかった自閉症の実態を表わしているといえる。ということは、自閉症は言語獲得障害であるということを提示しているようなものである。

・「心の盲目」理論――他者のこころが理解できない意識状態

脳には他者のこころを理解する機能モジュールがあって、自閉症はその欠損によるのだという「心の理論」仮説。

著者は、この「心の理論モジュール」は、言語機能であることを述べてきた。また理解するという脳機能も言語機能が成せる技であることも述べてきた。

自閉症とは、社会性とコミュニケーションの欠陥を生じる状態で、他者のこころの状態を直感的かつ自動的に読み取ることが不十分であるとされる。これは、言語機能を獲得できなかったために生じる推論という脳機能の障害を意味する。

先に述べたルリアの調査から、読み書きのできない文盲の人々は、推論することができないことが判明したのである。（アレクサンドル・ルリア『認識の史的発達』）

ルリアは次のような三段論法を文盲である農民に問いかけた。

雪の降る極北では熊はすべて白い。ノーバヤ・ゼムリヤーは極北にあってそこにはいつも雪がある。そこの熊は何色をしているか。

「いろいろな獣がいる」

三段論法がくり返される。

「わからないな。黒い熊なら見たことがあるがほかのは見たことはないし…。それぞれの土地にはそれぞれの動物がいるよ。白い土地であれば白い動物、黄色い土地には黄色い動物」

ところでノーバヤ・ゼムリヤーにはどんな熊がいますか。

「われわれは見たことだけを話す。見たこともないものについてはしゃべらないのだ」

三段論法がくり返される。

「どういうことなんだろう。君の話に答えられるのは見たことのあるものだけだね。見たことのないものは君の話を聞いても何も言うことはできないよ」

このように、課題解決のための推論を拒んでしまう。彼らは「見たことだけが判断可能だ」という。彼らは、与えられた前提から論理的結論を引き出すことを受け入れなかったのである。彼らの特徴として、自分自身の体験が含まれていないような命題から結論を下すことを完全に放棄してしまうこと、どんな論理操作であってもそれが純粋に理論的な性格を帯びていれば信用しないこと、ところが自分自身の実体験からであれば結論を下すことができることなどが明らかになった。

・「弱い全体的統合」理論――自閉症の情報処理スタイル

自閉症の人々が発言の背後の意図や、それに込められた気持ちを読みとれないのは、その発言がなされた社会的文脈を読みとるのが難しいからである。その理由は、自閉症の人々には、人間が本来的に備えた、意味を捉えようとする自然な傾向、つまり、情報を意味のある全体にまとめ上げようとする情報処理スタイルに欠けるからであるとフリスは考える。その結果、さまざまな場面で脈絡を欠いた行動様式に陥りやすい。

しかし、その反面、全体のイメージや他の人々と共有する「常識」に囚われず、ものごとの細部を焦点とした発想力を手にすることになる。

弱い全体的統合は、自閉症の人々の認知的弱点であるとともに、サヴァン能力も含む独特な認知的強さの源泉ともなる。

バロン・コーエンは「システム化」を「共感化」と対比させる。自閉症の人々はシステム化には優れているが、共感化では劣っていることを見出した。この二つの認知スタイルは、伝統的に認められた男性と女性との違い、さらに自然科学と人文科学との違いとしても位置づけられる。実際に、バロン・コーエンは、自閉症の子どもの父親は、エンジニア、コンピュータ技師、科学者などが優勢であることを見出した。

全体的統合力は、人間の認知システムにとって固有の有用な特徴であると考えられる。全体的統合力とは、言語機能のことなのだ。

言語システムは、閉じられた論理的関係を構築するシステムである。言語システムが構築されるまでの具体的な実体験のそれぞれは、単一のことばとして獲得され、新たな状況・情況が訪れたとき、これらのことばどうしは結びつき、新しい関係をつくり上げるのである。

具体的実体験である概念が、語彙として、文脈として、一つの概念に置き換わるのであるが、文脈になったときは、一つの状況や情況を表すものとなる。ディーコンは、この記号システムである言語システムの機能を範疇的汎化・論理的汎化と名づけた。

話ことばを獲得するということは、神経システムに範疇的汎化・論理的汎化という機能をもった言語システムができ上がったことを意味する。範疇的汎化とは、ものやものごとに対して具体的概念に一致した象徴的概念の記号であることばが、品詞別に組織されるということである。たとえば、犬のイメージである具体的概念と、犬ということばの象徴的概念が一致して名詞群を形成する。動詞は動詞群を、形容詞は形容詞群を、助詞は助詞群を、形成する。

文脈のそれぞれは、範疇的汎化によって形成されている言語システムのなかから選別されたことばが結びついて、一つのまとまった具体的事実を表現する。これらの文脈は、論理的に間違っていない。原因と結果に整合性があり、論理的汎化という言語システムの機能を果たしている。幼児の話ことばがもっている論理的汎化という機能は、新しくことばを獲得していくごとに、そのときどきで言語システムは一つに統合されていくということである。論理的汎化という機能は、一人称の自己が成立しつつあるということである。

フリスのいう全体的に統合された情報処理スタイルとは、言語の論理的汎化機能、範疇的汎化機能を意味するのだ。

・「弱い実行機能」理論――高レベルでの自己コントロールの弱さ

自閉症の社会性やコミュニケーションなどの障害の底流には、実行機能の障害が潜んでいる。行動のパターン化や興味をもつ範囲の狭さは、実行機能の障害が原因である。

自閉症の人々の行動は、ある行為から他の行為へ、またあるルールから他のルールへ柔軟に移ることができない、変化のない持続行動が特徴である。それらに共通する問題は、トップダウン様式で行動を制御する能力の欠如であり、こうした高度の適応メカニズムを欠く可能性がある。

人物画セットを、顔の表情か、帽子で分けるようにいわれたとき、健常児は顔の表情で分けるが、自閉症児は帽子の有無によって分ける。健常児と自閉症児で、注意を引く特徴が違うことがわかる。健常児は、ことばを合意的コミュニケーション相互作用で獲得しているので、顔の表情のような社会的刺激に優先権を与える。帽子は人々の単なる一時的属性であるからである。顔の表情が自閉症の子どもの自発的な注意を引かないのは、合意的コミュニケーション相互作用でことばを獲得していないからである。顔の表情は社会性を必要とする。

歩くとか食べるとか、日常的な習慣行為には実行機能は必要ないものである。それが必要になるのは、一般的にはプランの変更が起きて習慣的行動だけでは不十分なとき、また同時に複数の課題を行ったり、その課題間で切り替えを行うときなどである。それはまた、矛盾する反応間の対立を解消する高レベルの判断や、自動的な行動を押え込み、不適切な衝動的行為にブレーキをかけるときなどにも必須の機能である。

前頭葉の損傷を受けた人々は、習慣化した作業を除いて、こうした課題状況下では、必ず機能不全の状態に陥る。高レベルの監督システムの局在箇所として、前頭葉は最も有力な候補である。前頭前野とことばの働きについてはいままで述べてきた。

いろいろあることばのなかから、そのときその場で、また状況・情況を考えて、適切なことばを選択しなければならない。話の相手が同僚や友だちではなく、目上の人であれば、敬語を使わなければならない。しかし、子どもや目下のものに、敬語を使えばおかしい。このように状況や情況に応じて、適切な判断、選択が必要である。また、感情や欲望をコントロールし、不適切な言動を抑制して、危険やトラブルを回避しなければならない。それには、前頭前野の眼窩上部がかかわっている。

後方連合野（頭頂葉・後頭葉・側頭葉）は、外界からの感覚入力に直接的、紋切り型の行動を起こそうとする。それに対して、前方連合野はいったんこれを押しとどめ、自己のもつ行動のレパートリーのなかから、最も適切だと考えられる行動を選択して反応する。後方連合野の感覚入力の情報をいったん作業記憶として脳内に蓄え、それに基づいて適切な行動パターンの選択を行っている。すなわち、この行動が言語機能である。

前頭前野（前方連合野）は、後方連合野を、状況・情況に応じて、適切に自由に安全に差配する指揮官ということができる。この前頭前野の働きは、眼窩上部が担っており、言語機能のコントロールタワーである。（前掲図6）

フリスのいう実行機能とは、言語機能のことであるといえる。

「心の盲目」、「弱い全体的統合力」、「弱い実行機能」はすべて言語獲得障害の結果表れる状態である。この三つの欠損を併せた自己意識の障害である「空白の自己」概念は、言語獲得障害ということができる。

第一二章　こころは科学できるのか

冒頭で、こころは科学の俎上で扱うことはできないかと提起した。そもそも科学とはなにかを述べないで、このような大問題をもちだしたのはわけがある。こころを科学するなんてできない相談だと考えられた方は、この最終章に目を通してもらえると思えたからである。

そこで、まずは従来の科学の概念を紹介したいと思う。そして、従来の生物学に収まらないすでに紹介したマトゥラーナの理論生物学で、こころとことばを考える試みをしたことを理解してもらいたいと思う。

理論生物学の創始者であるマトゥラーナは、こころのソフトはことばすなわち言語機能であるという概念を提起した。

また、ことばとは、指示機能ではなく、合意的コミュニケーション相互作用であることを生物学的に明らかにしたのである。言語機能が合意的コミュニケーション相互作用であるならば、オートポイエーシス機能を有しているといえる。

まさしく、オートポイエーシスがことばをつくり、こころを形成するといえる。この著を通して、マトゥラーナのオートポイエーシス、合意的コミュニケーション相互作用、メルチョフの相互模倣ゲーム、野村庄吾の共感・共鳴の関係、やりもらいの関係、ディーコンの範疇的汎化・論理的汎化機能などのキーワードをこれでもかこれでもかというくらい使わせていただいた。それは、これらのことばが一般的に非常に馴染みのうすいものだったからである。マトゥラーナ、メルチョフ、野村庄吾、ディーコン各諸賢に感謝したい。

デカルト哲学そして科学の誕生

歴史的にみると、科学は哲学者が扱う問題であった。哲学が生まれたのは、紀元前六世紀のギリシャであり、四世紀には、ソクラテス、プラトン、アリストテレスが現われ、哲学は黄金期を迎えた。

その後、プラトンやアリストテレスの哲学的思想は、いろいろ注釈が加えられ、キリスト教神学に結びつけられた。そして、十三世紀に、トマス・アクィナスがアリストテレス哲学とキリスト教神学を融和させ、スコラ哲学が栄えることになる。

このスコラ哲学が中世を支配した教会の御用哲学となる。プラトンやアリストテレスの本来は非キリスト教的思想が手品のようにつくり変えられ、中世を支配していく。

一五世紀中頃までは、キリスト教が覇権を握っていたので、スコラ哲学により独創的な知的活動は抑圧されていた。新しい思想は異端ということになり、残酷な異端尋問にかけられ、火あぶりとなる危険にいつもさらされていた。

このスコラ哲学の泥沼から哲学を救ったのが、デカルトである。

デカルトは、人間は理性を使い、合理的な推論を重ねることで真理に達すると考えた。

そして、人間の知識をすべて包括する普遍的な学問を構築しようとする。偏見や思いこみをすべて排除し、確実であることがはっきりしている知識だけをすべて網羅し、なおかつそれを体系的に統一しようとした。自《おの》ずから明らかな基本原理からすべて始まり、体系が組み立てられると考えた。

デカルトは『方法序説』で次のように述べる。


法律の数が多すぎると、得てして正義が損なわれるものである。国家というものは、ごくわずかの法律がしっかり守られている場合にもっともよく統治される。

同じように、論理学にもたくさんの規則があるが、四つのもので十分ではないかと思う。ただし一度でもその規則からはずれることがないように気をつけなければならない。また、規則を守る断固とした決意をもたなければならない。

第一の規則は、明確に正しいとわからないかぎり、どんなものも真理と認めてはならない。つまり、早まった結論を避け先入観をもちこまないように注意しなければならない。そしてなにか判断を下す場合には、明瞭明晰に自分自身の精神に現われ、疑いの余地のないものだけを判断に組入れるべきである。

第二の規則は、自分が検討しようとする難問を一つずつ小さな部分に分けていき、適切な解決をみつけやすくする。より適切な解決をみつけるのに必要なだけ小さな部分に分ければよい。

第三の規則は、秩序だったしかたで自分の思考を導いていくということである。すなわち、もっとも簡単に認識できる単純極まりないものからスタートして、一つ一つ階段を上るように複雑なものを認識していかなければならないのである。この際、秩序がないようにみえる諸事物のあいだに秩序を仮定することも必要だろう。

最後の四番目の規則は、すべての箇所に見落としがないと確信ができるまで、要素の列挙と包括的な検討を繰り返さなければならない。（『九〇分でわかるデカルト』、ポール・ストラザーン著、浅見昇吾訳、青山出版社、一九九七年）

この『方法序説』で語られていることは、いわゆる要素還元主義である。

この還元主義に基づいて、非常に多岐にわたる科学的主題を扱った『世界論』をものにすることになる。

この著作において、デカルトは、天文学、光学、気象学、解剖学、幾何学など幅広い範囲にわたり、まったく新しい見解を披露した。

解剖学研究のために、近くの屠殺場に通いつめたりもした。屠殺場からいろいろな臓器の標本を家に持ち帰り、一人で解剖したという。発生学は、デカルトが創始した学問ともいわれている。

デカルトはフランス・トゥレーヌ州の小さな町ラ・エーに生まれているが、著作活動のすべてをオランダで行った。

一七世紀のヨーロッパでは、自分の思想を述べるとすれば、かなりの代償を覚悟しなければならなかった。独創的な思想家は、異端尋問、宗教裁判、拷問、火あぶりなどの恐怖に怯えることが少なくなかった。

しかし、オランダは寛大な国で、どのような着想に対しても、異端尋問や火あぶりで臨むということはなかった。だからオランダは、さまざまな思想が自由に入ってくる国だったということである。

デカルトは、大作『世界論』を三年かけて仕上げると、友人に頼みパリで出版しようとする。しかしローマから、ガリレオの本に異端の疑いがかけられ、ガリレオが宗教裁判に引きずりだされたという知らせを受ける。

ガリレオは、教会の圧力に屈して、「私は自分の著作を汚らわしいものと思うので、否定し廃棄する」と、自分の考えを捨てるように誓わされたのである。

この事件で特に問題にされた考えは、コペルニクスの地動説である。ガリレオは、天体の詳細な観察から、コペルニクスと同じように、太陽が地球の周りを廻るのではなく、地球が太陽の周りを廻ると考えた。天動説をとなえていた教会は、これを異端だとしたのである。

デカルトは、すぐにガリレオの著作を友人から取り寄せ、目を通してみて愕然とする。ガリレオの考えが自分のものとほとんど一致するのだ。

このため、デカルトは誰にも一言も言わずに「世界論」を放棄する。

そして、四年後に『方法序説』、八年後『省察』を発表する。しかし、これらは、『世界論』のなかから、当たり障りのないところを少しずつ取り出して再構築し直し、かつ洗練させたものである。

近代科学を築いたとさえいえる有名な概念である「世界は二つのものからなっている。精神と物質である」というデカルトの二元論は、「省察」のなかで語られている。

そして、デカルトの還元主義、二元論が科学のパラダイムとなる。（『九〇分でわかるデカルト』より）

近代医学の誕生

ガリレオ裁判以後、いくつかの葛藤はあったが、宗教は自らの過ちに気づき科学を支配することをやめた。科学者も、精神の問題に触れることを避け、こころの問題は宗教に委ねたのである。この現象は、暗黙のうちに進行したが、時期を同じくして登場したデカルトの二元論、還元主義の果たした役割は大きいといえる。

科学としての医学は、身体をこころから分離した機械法則に従う物質とみなしたのである。

しかるに、体を診るものは内科医であり、こころを診るものは精神科医・心理士が分担することになる。そして、内科医と精神科医・心理士との接触はそれ以後まったく見られず、没交渉のまま現在にいたっている。

そして、物質すなわち身体は、最小単位に分割し確実に吟味することにより、その本質に迫れると考えた。これが要素還元主義である。このようにして、医学は科学として、二元論、還元主義に徹することになる。

デカルトの二元論・還元主義は、近代自然科学を生み出しかつ発展させてきた。そして、医学も例外ではなく、こころという不確かなものを除外して、体だけを対象に、しかもその体を細分化してみてきたので、科学としての西洋医学はある面では飛躍的に進歩したのである。

西洋医学は、身体を物質として扱ってきたので、身体内で起こる生化学反応、物理化学反応も物質の反応として理解する。身体を物質とみなし、還元主義の手法を導入し、身体を最小単位に分割し、その分割した最小単位の構造と機能を徹底的に調べるという手法で、医学を科学として成功させてきたのである。現在では、最小単位として細胞からさらに遺伝子を視野にとらえるところまできた。そして、この遺伝子ですべてを理解し説明できるのではないかと考えているのが、科学である西洋医学である。

自閉症は精神医学が扱うべきものか

いままでみてきた科学の歴史からいえば、こころは科学で扱えないことは自明のことといえるだろう。こころを扱う精神医学領域また心理学領域は、科学から分離され独自の道を歩んできた。

自閉症に関しては、児童精神医学という分野があってしかるべきだが、こころがまだ形成されていない乳幼児の精神医学という学問分野は、土台無理な話なのだ。こころとことばの関係を説明してきた推移をみれば当然のことであることをお解りいただけると思う。

子どものこころというものは、ことばと密接な関係にあり、ことばとはなにかという概念、またことば獲得の理論を理解していないことには、精神科医、はたまた児童精神科医といえども自閉症を扱えないはずである。

自閉症児を診れる医者など、現在はいないのだ。やむを得ないところであるが、母親は、小児科医に頼り、そして、精神科医に頼る。そして、彼らの不確かな意見を信じる。

この不健全な状態を脱するため、マトゥラーナのオートポイエーシス理論が浸透することを願っている。

あとがき

マトゥラーナの『認知の生物学』、『オートポイエーシス』は、生物学の常識を変える著作である。

マトゥラーナは、①生物学的には、ことばは指示機能ではなく合意的コミュニケーション相互作用であること、②神経システムはオートポイエーシス・システムであること、③こころのソフトは言語機能であること、④言語機能には、記憶の一部、汎化機能、思考、推理、想像、創造、自己意識、人格形成などの脳機能がすべて含まれることを明らかにした。

私は臨床医であり、マトゥラーナの研究者である。マトゥラーナの理論に則り、『こころ、ことば、時間』という医学全般に関する著作を執筆していたが、その執筆を通して、自閉症は言語獲得障害であることが明らかになってきた。この著はまだ出版の運びになっていないが、話ことば獲得の課程と、こころ・人格の形成過程を明るみに出すべく鋭意励んできた。

従来、自閉症は、確たる証拠もなく生得的な脳の機能異常であるとされてきた。そこで、科学的に信頼に足る文献を蒐集《しゅうしゅう》したが、このことを裏づける根拠のある論文はまったく見当たらなかったのである。こんな事態になっているのは、自閉症の診察・診断に当たる精神科医、心理学者が、不可解な自閉症の病態を統合的に理解できないとして、根拠もなく脳の生得的機能異常と結論づけていることに起因するようだ。

そもそも、言語獲得のメカニズムは、国際的にも明らかにされていない。しかも、こころがまだできていない乳幼児のことを理解し得る精神科医、心理学者などいないはずである。

自閉症の成因として、ラターの言語認知障害説、ホブソンの感情認知障害の問題、そしてバロン・コーエンの「心の理論」仮説などがみられる。これらは、いずれも生得的な脳の機能異常によるものとしているが、確たる証拠を示していないのが実状である。

一九四三年、カナーの自閉症記載より半世紀以上経過するが、自閉症の病態は謎のままであった。

マトゥラーナの研究を通して、明らかになってきたことは、こころとことばの関係、ことば特に話ことばが十分に獲得できなければ、こころの形成もままならないことがわかってきた。

従来は、ことばとこころの関係、そしてことば獲得のメカニズムがはっきり理解されていなかったので、世界的な自閉症研究者でさえ徒労に終わる研究に精を出していたことになる。ウタ・フリスの「空白の自己」理論、そしてキャンバーウエル研究が明らかにした自閉症スペクトルの「障害の三つ組」とは、言語獲得障害を意味するが、フリスや、ウィング・グールド自身は、それぞれ、この事実に気づいていないのである。

このようなことがなぜ起こるのかといえば、言語獲得のメカニズムが理解されていないからである。

言語獲得の本質を知るうえで、野村庄吾とメルチョフの業績、そしてことば獲得からこころ形成へといたる道程でディーコンの範疇的汎化、論理的汎化機能という概念が提起してくれた功績は非常に大なるものがある。

そして、非線形科学のリズムと同期の概念は、親子の「共感・共鳴の世界」「やりもらいの関係」がつくりだす言語獲得の概念と、ピッタリ合致することが明らかになった。また、これら二つの概念は、マトゥラーナの合意的コミュニケーション相互作用の概念とも符合するのである。

また、範疇化、定義づけ、推理、自己意識、人格形成などの脳機能に関して果したルリアの貢献も多大である。しかし残念ながら、これらマトゥラーナ、野村庄吾、メルチョフ、ディーコン、ルリアの業績は、いままで、自閉症研究に携わっている学者、臨床医の注目をひくことはほとんどなかった。

それはなぜか。言語が独立した脳機能の一つであると考えられてきたからである。マトゥラーナのこころのソフトはことばであるという概念が知られていなかったからである。ノーム・チョムスキーの「生得的な普遍文法なくして言語機能は説明できない」という説が先行していたため、自閉症の発症成因は、確たる証拠もなく生得的な脳の機能異常とされてきた感は否めない。人の脳科学は、言語機能の研究をさておいて他に存在しないのであるが、このことがなかなか理解されないのである。

著者は、マトゥラーナの研究者で、オートポイエーシス概念を医学領域で扱えないかと研究してきた。オートポイエーシス概念は、一般疾患はともかくとして、ことばとこころの関係に燦然《さんぜん》と曙光を投げかけてくれたのである。

最後に、述べておかなければならないことは、脳機能の分子的基盤として、遺伝子から脳の働きをみようとする動きがあることである。

分子生物学者が、何でも遺伝子で考えようとするのは当然かもしれない。「サリーとアンの実験」は、自閉症児は他人が何を考えているのかわからないということを提示した。そして、分子生物学者は人のこころを読む遺伝子があるのではないかとさえ考えるようになったのである。自閉症においても、変異遺伝子がいくつかみつかっており、分子生物学者が色めき立つのはわからないでもない。

生活習慣病には病因遺伝子がそれぞれみつかっているが、だれも生活習慣病を遺伝病とは考えない。自閉症も、だれしも遺伝病とは考えていないだろう。しかし、自閉症においては、変異遺伝子がみつかると、分子生物学者や医者が色めき立つのはなぜだろう。自閉症の成因がはっきりしていないからだ。

多くの慢性疾患と同じく、その疾患の発症に関与する変異遺伝子がみつかったとしても、それらの遺伝子の働きを特定しなければ疾患の発症に関わっているかどうかわからない。またかりに、遺伝子の機能が確定したとしても、一九四二年にコンラッド・H・ウォディングトンにより提唱されたエピジェネティックスの概念、すなわち、ライフスタイル、食習慣、社会的変化、心理的変化、環境汚染などの環境変化によって、「遺伝子のスイッチ」が切り替わり、親から受け継いだ遺伝情報がオンになったりオフになったり調節されていると考えられているのが事実だ。

したがって、分子生物学者の変異遺伝子情報に振り回されることなく、自閉症の臨床例を緻密に観察し、その成因をひも解いていく努力が成されることが喫緊の課題である。

ことば獲得のメカニズムの究明に際して、孫の寛太君の貢献と、そのことばを逐次記録してくれた妻に感謝したい。

そして、私のクリニックの講演会に一回も欠席することなく出ていただき、そのつど貴重なご意見を賜り、この著、完成の礎になったと考えられる、林 容さんに厚く感謝の意をささげたい。

注

まえがき

（1）片岡直樹：「新しいタイプの言葉遅れの子どもたち――長時間のテレビ・ビデオ視聴の影響――」、『日本小児科学会誌』、一〇六：一〇、二〇〇二年

（2）橋本俊顕：総説「自閉症の脳科学」、『日本小児科学会誌』、一〇六：一〇、二〇〇二年

（3）橋本論文の検証を第四章の終りにコラムで取り上げる。

第一章

（1）第八章、「見えない病」のテッドの項参照のこと。

（2）知覚カテゴリー化：動物の脳が自分の体や環境から入ってくる信号を分解して、その動物にとって意味あるものとして再構成し適応行動へとつなげること。認知機能にとってもっとも基本的なプロセスである。

（3）価値カテゴリー記憶：以前に形成されたあらゆるカテゴリー化を反映する概念記憶。価値カテゴリー記憶に関わる系と知覚カテゴリー化に関わる系が再入力的に相互作用することで原意識が生起する。

（4）熱力学の第二法則によれば、エントロピーは常に増えつづける。ということは、時間の矢が存在するということにほかならない。

（5）マトゥラーナは、賢明にも現在の瞬間を意識する意識状態を「自分自身の状態」と表現するにとどめた。神経生理学者であったにもかかわらず、彼は現在意識している瞬間の状態を科学のことばで表現することに関心を払わなかった。

（6）こころに相当する英語は、マインド（mind）。

（7）振動が不規則であるため、高さが明瞭でなく、音階や協和音がつくりにくい音。

（8）和声はハーモニー。ある旋律を中心に、楽音を重層的に構成すること。器楽は楽器のみによる音楽。

第二章

(1) ヒトは相対的に口と顔が縮小、頭蓋が拡大し、同時に喉頭と喉頭蓋が下降し、咽頭が拡大して、舌が咽頭腔と口腔の形を大幅に調節できるようになった。

第三章

(1) 現在の社会では、ふつう純然たる口承世界（いわゆる文盲の世界）は存在せず、話ことばのみの子ども時代のことをいう。識字世界は、話ことばと読み書きのことば両者の世界を含むものであるといってよい。

(2) 持続的な環境条件に対する自由な適応反応が自然淘汰によって遺伝素質に置き換わるというもの。

(3) 霊長類では、顔・顎・舌の骨格運動系には皮質投射があるが、喉頭・呼吸は内臓運動系制御である。ヒトでは、この内臓運動系制御の脳幹神経核と脊髄神経にも皮質投射が動員されている。

(4) この初期模倣は交差―文化的現象である。すなわち、二〇以上に及ぶさまざまな研究で追試され確認されている。また、この報告された基本的現象は、異なる場面で　そしてさまざまな異なる方法を用いても確認されている。

(5) 非線形科学：数理的な学問として、創発という概念をよりどころにした複雑現象を扱う科学である。（蔵本由紀、『非線形科学』、集英社、二〇〇七年）

(6) 後述するが、話ことばを獲得するということは、神経システムに範疇的汎化・論理的汎化という言語機能を築くことである（ディーコン）。

(7) マイケル・ポランニー、『暗黙知の次元』、筑摩書房、二〇〇三年。

第四章

(1) ホメオティック遺伝子：胚のどの部分が、脳、心臓、胃、肢などどの器官になるのかを決める遺伝子群。

第五章

(1) 構成素間の諸関係。

(2) 二つあるいはそれ以上のシステムの間に、連結した関係があるときカップリングと呼ぶ。

(3) 物体が秩序ある状態から無秩序に向かっていく傾向を量として表したもの。

(4) 親が子どもに「椅子を取ってちょうだい」と言うとき、子どもが椅子を取ることがほとんど前提になる状況で、親はそのことばを発する。また、知らない人に頼むときは、「すみませんが、その椅子を取ってもらえませんか」と言うだろう。したがって、ことばは送り手と受け手との関係と状況に応じてやりとりされる。このように、ことばが本来内蔵している性質を内包的という。

第六章

(1) 「ママ、あなた、好き!」の「あなた」は「私」である。自閉症児では、一人称と二人称の逆転が起こる。一人称と二人称代名詞の正しい使い方は論理的に把握しようとしても難しい。ある状況におかれている人たちの関係を見極めて、その人たちが自分たちのことを表現するのに、どんな言葉を使っているかを感じとらねばならない。そこには社会的な感覚が働かなくてはならない。

第八章

(1) 無量真見は仏教の唯識から自閉症を説明しようとしているが、ことば獲得が完成していない乳幼児の自閉症を全てにおいて説明するのは無理があるようだ。唯識は意識状態を説明するもので、統合失調症を唯識により説明することは理にかなっていると思われるが。

第一一章

(1) 第五章参照のこと。

文献

（一）Baron-Cohen, S., Leslie,A.M.,and Frith,U.: Does the autistic child have a 'theory of mind? Cognition, 21: 37-46,1985.

（二）Wing,L.,and Gould, J. :Severe impairments of social interaction and associated abnormalities in children :Epidemiology and classification. Journal of Autism and Developmental Disorders.9:11-29,1979

（三）Rutter,M.: Behavioural and cognitive characteristics of a series of psychotic children. In 'Wing, J.K. (ed) :Early Childhood Autism. Pergamon Press, Oxford,1966.'

（四）小林隆児：『自閉症とことばの成り立ち』、ミネルヴァ書房、二〇〇四年

（五）高木隆郎：児童期自閉症の言語発達障害説について、児童精神医学とその近接領域、一三、一九七二年

（六）Hobson, R.P.:Through feeling and sight to self and symbol. In Ecological and interpersonal Knowledge of the self.(ed.U. Nelsser).Cambridge University Press, NewYork,1991.

（七）Meltzoff,A.N.,and Moore,M.K.:Newborn infants imitate adult facial gestures.Child Development,54:702-709, 1983.

（八）Meltzoff,A.N.：Foundations for developing a concept of self:The role of imitation in relating self to other and the value of social mirroring,social modeling,and self practice in infancy. In The self transition: infancy to childhood(ed.D.Cicchetti and M.Beeghly).Univercity of Chicago Press.1990.

（九）Bailey A.et al.:A clinicopathorogical study of autism. Brain 1998.;121：889-905.

（一〇）Courchesne,EA,et al:Unusual brain growth patterns in early life in patients with autistic disorder. An MRI study.Neurology,57：245-254,2001.

（一一）CourchesneE,et al:The brain in infantile autism :posterior fossa structures are abnormal. Neurology, 44: 214-223,1994.

（一二）Hashimoto T,et al:Brainstem and cerebellar vermis involvement in autistic children. J Child Neurol, 7:149-153,1992.

（一三）Hashimoto T,et al:Brainstem involvement in high functioning autistic children,Acta Neurol Scand, 88:123-128,1993.

（一四）Levitt JG,et al:Cerebellar vermis lobules VIII-X in autism. Prog Neuro-Psychopharmacol Biol Psychiat, 23: 625-633,1999.

（一五）Carper R ,et al: Inverse correlation between frontal lobe and cerebellum sizes in children with autism. Brain,123-836-844, 2000.

（一六）Staksein SE, et al:SPECT findings in mentally retarded autistic .individuals. J Neuropsychiatry Clin Neurosci, 12:370-375, 2000.

（一七）Ohnishi T, et al:Abnormal regional cerebral blood flow in childhood.123:1838-1844,2000.

（一八）Hobson, RP: 第一〇章　人の理解：情動の役割『心の理論』上（サイモン・バロン・コーエン他編）、八千代出版、一九九七年

（一九）Kanner, L, :Autistic disturbances of affective contact. Nervous Child,2:217-250,1943.

（二〇）Courchesne, EA, et al:Evidence of brain overgrowth in the first year of life in autism. JAMAjuly16:116-117,2003.

（二一）滝川一廣：自閉症はどう研究されてきたか――新しい自閉症観に向けて――、児童青年精神医学とその近接領域、四二、二〇〇一年

本書は、兵庫県医師会医学会に、平成一九年から二六年の八年間に渡り発表したものをもとにした。

別府真琴（べっぷ・まこと）
神戸大学医学部卒業後、兵庫県立西宮病院外科部長として、消化器外科特に肝臓胆道膵臓外科を専攻、1995年退官。その後、理論生物学・マトゥラーナの研究者として、西洋医学を基盤にしながらもその欠陥を補完する医療の研究に従事。マトゥラーナの「こころのソフトはことばである」、「ことばとは合意的方向付け相互作用」なる概念を西洋医学に応用するべく研究に着手。自律神経機能の改善における呼吸法の研究、慢性疾患特に自己免疫疾患の研究、自閉症の成因の研究などに成果を挙げる。
現在、別府内科クリニック院長、著書：『意識呼吸のすすめ』、『自分らしさのタイプB』（いずれも朝日ソノラマ）など。

なぜ自閉症になるのか――乳幼児期における言語獲得障害

2015年2月25日　初版第1刷発行

著者 ――― 別府真琴
発行者 ―― 平田　勝
発行 ――― 花伝社
発売 ――― 共栄書房
〒101-0065　東京都千代田区西神田 2-5-11 出版輸送ビル 2F
電話　03-3263-3813
FAX　03-3239-8272
E-mail　kadensha@muf.biglobe.ne.jp
URL　http://kadensha.net
振替　00140-6-59661
装幀 ――― 三田村邦亮
印刷・製本―中央精版印刷株式会社

ISBN 978-4-7634-0729-0 C0047